# 神経診察の極意

金沢医科大学名誉教授
浅ノ川総合病院脳神経センター長
**廣瀬 源二郎** 著

南山堂

# 推薦のことば

　私は1976年（昭和51年）から自治医科大学神経内科で臨床研修を受ける機会に恵まれた．当時の自治医大では毎週のように，米国でレジデントを経験された水野美邦先生，清水夏絵先生が神経学的診察法を繰り返しデモしてくださり，新入院が10人あれば10回，研修医・医学生はあたかもビデオを何度もみるように，米国式の系統的な診察法と局在診断の考え方を目の当たりにしながら学ぶことができた．研修医や医学生が神経学的診察の技法を身につける上で，こうした方法は極めて有効であったが，教職につく時代になると，患者さんから「たくさんの人の前に引き出されて，モルモットにされた」というクレームを受けることがあり，このようなやり方は難しくなった．爾来，神経学的診察の技法を次世代にどのように伝えるのがベストの方法か，ずっと模索することとなった．

　神経学会の専門医試験で実技の試問を担当すると，神経学的診察法の習得が不十分な受験生の多いことがすぐに実感された．また，症例サマリーを査読すると，診察に続いて画像検査をした上で神経学的局在診断に入るものが多くあり，神経学的診察の結果から局在診断を考察し，病変部位を想定した上で画像検査に進むという神経学的診断法の基本的な考え方が，現場ではもはや守られなくなっているように感じられた．

　こうした状況に危機感を覚え，MDSJ（日本パーキンソン病・運動障害疾患学会）恒例のビデオカンファレンスで鋭いご意見を述べてこられた廣瀬源二郎先生に，この数年お目にかかる度に，「先生の神経学的診察法をぜひ書物として書き残していただきたい」とお願いしてきた．なかなか前向きのお返事をいただけなかったが，この度，廣瀬神経学の神髄を平易に書き下ろされた書籍が刊行されることになった．一読すれば，廣瀬先生がどのように病変の局在を考えながら神経学的診察を進めていくのか，鑑別が必要な時はどのような所見を確かめて判断を下すのか，が分かり易く明示されており，神経学的局在診断の道筋を，先生に直接指導していただいているように学ぶこと

ができる．

　本書は随所に廣瀬神経学の特色が溢れている．枚挙に暇はないが，赤ガラス試験，眼振とその検査法・解釈，不随意運動，小脳における機能局在，false localizing signs，筋強剛の増強法など，類書にはみられない詳しい解説がなされている．また「一口メモ」や「極意」に取り上げられた項目は，いずれもポイントが簡潔にまとめられている．一方，わが国でよく用いられてきた上肢Barré徴候やMann試験などの用語の是非についても，オリジナル文献に遡って適切な解説がある．

　本書は，これから神経内科専門医試験を受験する際に，神経学的診察法についての知識を改めて整理するのに極めて有用である．臨床神経学のもう一歩先の地平を目指す次世代の皆さんに，本書を強く推薦する．

2018年1月

新潟大学名誉教授
西澤　正豊

# 序

　内科学的患者の診察で神経学的検査について論ぜられるようになったのは1800年代後半のこととされ，それ以前の医学ではもっぱら観察による診断がされていたのはJames Parkinsonが1817年に書いた小冊子 "An essay on the shaking palsy" のパーキンソン病患者の臨床記載からも明らかである．すなわち患者の手，足を触り，動かし，反射などをみる身体検査法 physical examination は1870〜80年頃に始まった．1888年に英国で出版されたGowersの有名な神経学教科書 "A Manual of Diseases of the Nervous System" では症候学の中で症候の検査法として，筋力 muscular strength, 協調運動 coordination, 知覚 sensory perception, トーヌス tone, 振戦 tremor, 反射 reflexes, 個々の筋の作用 actions of individual muscles があげられている．現代神経学の創始者といわれるJean-Martin Charcot率いるフランス神経学では臨床徴候と解剖・病理との相関 "Méthode anatomo-clinique" の優れた研究で神経学の創設者的方向が示され，個々の症候の検査法は詳しく報告されているが，系統的な神経学的検査法は残されていない．米国ではフィラデルフィアの神経学者Millsが1898年に発行した教科書 "The Nervous System and its Diseases" の中で神経症候学と検査法について初めて記載している．これらの神経症候に伴う検査法が体系的，系統的に確立したのは1900年に入ってからの英・仏・米の神経学者による多くの業績からであり，1946年にGordon Holmesが発刊した "Introduction to Clinical Neurology" の巻末付記に神経系機能の臨床検査のスキームとして，特殊感覚，脳神経系，運動系，反射，知覚，膀胱・直腸，性的機能の聴取，意識状態および言語をあげて以来，現在我々が一般的に行う神経系の系統的検査法が確立したといわれている．

　この手引きは医学部5・6年生および研修医に標準的な神経学的検査法を学んでもらう目的で書かれたものである．筆者は日本の医学部を卒業したが，医学教育で神経学的検査なるものを教えられたことはなかった．立川米国空軍病院でのインター

ンと内科レジデントのトレーニングで，当時米国での3年間の神経学レジデント修練を終えたばかりの医師達の行う内科学的検査，および神経学的検査の実際を目の当たりにして感激して，その手法に見入ったものである．2年間の研修後筆者も神経科医を生涯の仕事と決め，米国での神経学レジデントおよび臨床研究員（clinical fellow）のキャリアを積み，筆者なりの神経学的検査法を確立した．あくまでも全身身体検査の一部となる神経学的検査ではあるが，詳細で正確な病歴聴取と患者を体系的，系統的にみることで神経疾患の正しい診断ができる神経学的診断法である．Sir Henry Headは神経学の魅力は神経系の構築と機能の原理を日々引き出して，患者に当てはめて科学的に考えることにあると説いたが，これこそ筆者のモットーでもある．

> Sir Henry Head（1861-1940）は体性感覚系研究のパイオニアである．彼の残した言葉をここにあげる．
> "The charm of neurology, above all other branches of practical medicine, lies in the way it forces us into daily contact with principles. A knowledge of the structure and functions of the nervous system is necessary to explain the simplest phenomena of disease, and this can be only attained by thinking scientifically."

2018年1月

廣瀬源二郎

# 目　次
CONTENTS

## 第一章　病　歴　　1

### 1 正しい病歴のとり方　　3

### 2 2種類の病歴のとり方　　5
A 時系列順の病歴 ……………… 5　　B 病因を考える病歴 ……………… 6

### 3 システムレビューの重要性　　8

## 第二章　神経学的検査法　　11

### 1 精神状態のみかた　　13
1. 意識レベルのみかた ……… 13
2. 見当識 ………………………… 17
3. 記　憶 ………………………… 17
4. 言　語 ………………………… 19
5. 失　認 ………………………… 22
6. 失　行 ………………………… 24

### 2 脳神経系のみかた　　28

#### 1 第1脳神経：嗅神経（特殊感覚性脳神経） ……………………………… 30
A 基礎知識 ……………………… 30　　B 検査法 ………………………… 31

#### 2 第2脳神経：視神経 ……………………………………………………………… 32
A 基礎知識 ……………………… 32
B 検査法 ………………………… 33
　1. 視力検査 …………………… 33
　2. 視野検査 …………………… 34
　3. 眼底検査 …………………… 38

#### 3 第3脳神経：動眼神経・第4脳神経：滑車神経・第6脳神経：外転神経 ……………………………………………………………………………… 40
A 基礎知識 ……………………… 40
B 検査法 ………………………… 41
　1. 瞳孔検査 …………………… 41
　2. 外眼筋運動検査 …………… 43

vii

## 4 第5脳神経：三叉神経 ..... 50

- A 基礎知識 ..... 50
- B 検査法 ..... 51
  1. 顔面の温痛覚，触覚 ..... 51
  2. 角膜反射 ..... 52
  3. 三叉神経第三枝運動枝の検査 ..... 53
  4. 頤反射 ..... 53

## 5 第7脳神経：顔面神経 ..... 54

- A 基礎知識 ..... 54
- B 検査法 ..... 55
  1. 顔面運動検査 ..... 55
  2. 味覚検査 ..... 56

## 6 第8脳神経：内耳神経 ..... 57

- A 基礎知識 ..... 57
- B 検査法 ..... 57
  1. 聴覚検査法 ..... 57
  2. 平衡感覚検査法 ..... 58

## 7 第9脳神経：舌咽神経および第10脳神経：迷走神経 ..... 69

- A 基礎知識 ..... 69
- B 検査法 ..... 71
  1. 軟口蓋・咽頭検査 ..... 71
  2. 嘔吐反射（咽頭反射） ..... 71
  3. 喉頭検査 ..... 71

## 8 第11脳神経：副神経 ..... 71

- A 基礎知識 ..... 71
- B 検査法 ..... 72
  1. 僧帽筋検査 ..... 72
  2. 胸鎖乳突筋検査 ..... 72

## 9 第12脳神経：舌下神経 ..... 73

- A 基礎知識 ..... 73
- B 検査法 ..... 73

# 3 運動系のみかた ..... 75

- A 基礎知識 ..... 75
- B 検査法 ..... 76
  1. 視　診 ..... 76
  2. 触・打診 ..... 76
  3. 筋トーヌス検査 ..... 77
  4. 機能的検査 ..... 81
  5. 徒手筋力検査 ..... 84
  6. 不随意運動のみかた ..... 92

# 4 深部腱反射のみかた ..... 101

- A 基礎知識 ..... 101
- B 検査法 ..... 101
  1. 頤反射（反射弓：三叉神経下顎枝） ..... 102
  2. 上腕二頭筋反射（反射弓：C5-6） ..... 102
  3. 上腕三頭筋反射（反射弓：C7-8） ..... 102
  4. 腕橈骨筋反射（反射弓：C5-6） ..... 102
  5. 指屈曲反射（反射弓：C6-T1） ..... 104
  6. 膝蓋腱反射（反射弓：L3-4） ..... 105
  7. くるぶし反射（反射弓：S1-2） ..... 106

## 5 表在反射のみかた ......... 108

A 基礎知識 ......... 108
B 検査法 ......... 108
　1. 腹部皮膚反射
　　（反射弓：T5-T12）......... 108
　2. 挙睾筋反射
　　（反射弓：L1-L2）......... 110

## 6 病的反射のみかた ......... 111

### 1 Babinski徴候（反射）......... 113

1. Babinski手技（Babinski
   JJFF：1857-1932）......... 113
2. Chaddock手技（Chaddock
   CG：1861-1936）......... 115
3. Oppenheim手技
   （Oppenheim H：1858-1919）
   ......... 115
4. Gordon手技（Gordon A：
   1874-1953）......... 115

### 2 Marie-Foix屈筋退避反射 ......... 115

A 基礎知識 ......... 115
B 検査法 ......... 116

### 3 手掌頤反射 ......... 116

A 基礎知識 ......... 116
B 検査法 ......... 117

### 4 眉間反射 ......... 117

A 基礎知識 ......... 117
B 検査法 ......... 117

### 5 把握反射 ......... 118

A 基礎知識 ......... 118
B 検査法 ......... 119

## 7 感覚系のみかた ......... 121

A 基礎知識 ......... 121
B 検査法 ......... 124
　1. 温痛覚試験 ......... 124
　2. 触覚試験 ......... 128
　3. 深部感覚検査；位置覚試験
　　......... 129
　4. 深部感覚検査；振動覚試験
　　......... 129
　5. 複合感覚；2点識別覚試験
　　......... 130
　6. 複合感覚；皮膚書字覚試験
　　......... 131
　7. 複合感覚；立体認知試験
　　......... 132
　8. 複合感覚；重量認知試験
　　......... 132
　9. 複合感覚；両側同時刺激試験
　　......... 132

## 8 協調運動のみかた …… 134

- A 基礎知識 …… 134
- B 小脳協調運動検査法 …… 136
  1. 鼻指鼻試験 …… 136
  2. 指鼻試験 …… 136
  3. 手首回内・回外試験，膝叩き試験 …… 137
  4. 踵膝試験（踵脛試験） …… 137
  5. 立位・歩行試験（継ぎ足歩行試験，Romberg試験，tandem Romberg試験） …… 137
  6. 手首回内・回外試験 …… 138
  7. Holmes-Stewart試験 …… 139

## 9 姿勢と歩行のみかた …… 142

- A 基礎知識 …… 142
- B 検査法 …… 142
  1. 立位・歩行試験 …… 142
  2. 継ぎ足歩行試験 …… 145
  3. 片足立ち試験 …… 145

## 10 極意：『昏睡患者の神経診察』 …… 150

### 1 昏睡患者への救急対応 …… 150

- A 局在症状の有無からみた原因疾患の鑑別 …… 150
- B 肢位からみた病巣診断 …… 151
- C 片麻痺と共同偏視方向の関係からみた病巣診断 …… 152
- D 呼吸パターンからみた病巣診断 …… 153
- E 瞳孔変化からみた局在診断 …… 154
- F 人形の目試験とカロリック試験からみた局在診断 …… 155

索　引 …… 158

# 第一章 病　歷

# 1 正しい病歴のとり方

　医療における臨床医の第一の役割は，病める患者を病気の苦しみから解放することであり，優れた医師は"疾患disease"と"病気illness"とを区別できる．すなわち疾患は生物学的事柄であるが，一方で病気は人間的事柄である．病める患者―医師関係の確立こそが，昨今の科学万能・検査優先の時代の医療に最も要求されるものである．

　「臨床医に欠かせない資質の一つは人間に対する関心である，なぜなら患者をケアする秘訣は患者のためにケアすることにあるから」(One of the essential qualities of the clinician is interest in humanity, for the secret of the care of the patient is in caring for the patient.)と1927年のハーバード大学医学部学生卒業式の際に説いたのは，ときの医学部長Francis W. Peabody教授であった．

　医療の本質は，病気を治す(treat, cure)のではなく病人を癒す(care, heal)ことである．そして，この観点からいえば，医療を求めて受診した病める患者に対する最初の臨床的対応こそが，病歴の聴取であり，身体所見をとることである．

　病歴のための問診においては，病める患者との協調的で良好な関係を築くことで初めて，診断に必要な情報を隠し事なく引き出すことができる．不安のため落ち込んだ気分の患者に安心感を与えるのは，患者の訴えを真摯に穏やかな気持ちで耳を傾け理解しようとする態度である．この面接問診の技術は決して科学的に行われるものではなく，病人を癒す術を心得ていなければできないものであろう．このような対応のできる医師は，病気に関する正しい情報だけでなく，病める患者自身に関する種々の事情をも把握できるだろう．すなわち，熟練した面接のポイントとしては，①面接者が誘導型の質問を設定することで患者に十分話をしてもらい，その中から的を絞った質問へと移ること，②患者が言いたがっていることに耳を傾け，協調

性を示し詳しく問診すること，③ 患者の気持ちに共感を示して患者を勇気づけること，などがあげられる．患者—医師間の信頼・協調関係の確立こそが，患者から病気に関する完全な情報を気持ちよく引き出す秘訣であり，それに引き続く検査法，診断および治療に大きく反映されるものである．

神経疾患患者の大部分は，失語や構音障害を含む言語障害をもつ患者，視力や聴力低下のある患者，知的障害のある患者，さらに精神的に不安定な状態にある患者である．しかし，これらのハンディキャップをもつ患者は，必ずしも最初からこれらの問題を明らかにして受診をするわけではない．そのため問診者は，病歴聴取の開始後に速やかに察知して，それぞれの問題に十分な配慮をした対応をとることが必要となる．重度の患者については，病歴を得るために家族あるいは介護者に頼らなければならないことも少なくない．しかし第三者からの情報聴取中も，患者にも注意を注ぐことを忘れず，また患者にも好意的な態度を示すことが大切である．

## 2　2種類の病歴のとり方

　一般的に，成人患者に対する包括的な病歴聴取における内容としては，主訴，患者からの情報，その他の関係する家族・傍観者からの情報，現病歴，既往歴，家族歴，個人歴・社会歴に加えてシステムレビューがある．小児ではその情報源がほぼ家族，近親者に限られるため，これらの情報がすべて得られることが望ましい．ただし，必ずしも準備された順番にすべての情報が得られるものではないので，聴取者のほうで整理しながら問診する必要がある．さらに重要な点は，患者からの情報の正確さ，信頼度も考慮しながら聴取することである．心のこもった問診にもかかわらず情報が曖昧で詳細さを欠くときには，"情報の信頼度が低い患者"(poor historian)からの情報であることを記載すべきである．

　病歴聴取の最初はまず主訴の問診である．患者が医療機関を受診するに至った事象について，「どうされましたか？」「今日受診されたのはどうしてですか？」などの質問をする．それに対する患者の陳述を，できるだけ患者自身の言葉で，SOAP (Subjective, Objective, Assessment, Plan) システムのSubjective の最初に主訴として記載する．この際，できる限り患者自身の言葉のまま記すように心がける．もし意味不明の場合には，その意味する内容を聞き取り，患者の真意を確認してから書き留める．

### A 時系列順の病歴 chronological history

　病歴聴取において特に重要なのは現病歴である．その主訴がいかなる状況下でいつから始まり，いかなる時間経過をたどって受診に至ったかを，時間，日，あるいは週・年を追って詳細に問診することで得られる病歴は，時系列順の病歴 chronological history と呼ばれる．これは主訴の推移を，時間経過とともに受診までを日記風に順に書くものである．主訴が始まった

ときの状況，その症状の部位，質，程度，発症時期，持続時間や頻度に加え増悪や軽快因子，さらに主訴である症状に関連する事象，症状についても情報を得ることが望ましい．これらの情報は問診する医師が時間経過を追って，その次，その翌日，それからどうなったかを繰り返し聴取することで，比較的容易に十分な情報が得られるのが一般的である．

## B 病因を考える病歴 etiological history

病歴の中で最も重要なのは，時間的経過とともに得られた chronological history からいかなる鑑別疾患が考えられるかを考慮することである．つまり感染症，血管障害，発作性疾患，あるいは変性疾患などの syndromic diagnosis を念頭に置き，まず客観的に複数の診断名を自分で想起する．そして各疾患の診断に当てはまる不可欠な特徴的陽性あるいは陰性症状の有無を疾患ごとに聞き出すことである．「こんな症状はなかったですか？」という医師からの直接的な質問こそが etiological history の重要な質問となり，その返答については症状の有無をすべて記載する必要がある．最も適当な鑑別診断名をいくつあげられるかが医師の能力として問われるわけである．この病歴聴取中の客観的思考プロセスの間に，診断が複数疾患群から最終の1～2個の診断名に絞られてくるのが良い病歴である．鑑別疾患が少ない医師と多い医師との力量の差はおのずから明らかとなる部分である．医師は etiological history の聴取から得られた陽性・陰性情報の集積から必要事項をまとめ，chronological history で得られた情報，既往歴などのすべての病歴情報を組み立てて，最終的に客観的診断を下すことになる．

患者の職業および職業歴も神経疾患診断には重要である．特に高齢化社会においては認知症患者が増大しており，物忘れ外来などでは正確に書き留めるべきである．また，婚姻状態，配偶者，子供の有無なども，精神心理的症状の疑われる場合には参考となる場合が多い．

既往歴も現在の疾患との関連から重要であり，特に神経内科領域では周産期，小児期の病歴，とりわけ感染症およびワクチン接種，熱性けいれんの有無などがてんかんや精神遅滞などの

診断に不可欠である．成人期の病歴も内科系，外科系に分け手術の有無を含めて聴取するのがよい．さらに精神科受診歴の有無，その症状，診断，治療歴などが神経疾患診断の補助となることも多い．

家族歴も神経疾患診断には極めて重要である．家族性神経疾患が疑われるときには，優性遺伝か劣性遺伝かを考慮して注意深く聴取すべきである．また，生活習慣病の有無なども，脳卒中などの患者の病歴には必須である．患者が女性であるときには，産婦人科系の既往歴，出産歴，生理の有無，避妊法・避妊薬などについても聴取が必要である．

この他にすべての患者で必要なのはアレルギー歴で，特に内服薬への特異的反応の既往は記載が必要である．現在服用している薬物の記載も完全な病歴には不可欠であり，飲酒歴，喫煙歴とともに記載すべきだが，これらは現病歴に含めてもよい．

# 3 システムレビューの重要性

　ドイツ流医学からアメリカ流医学へと医学教育体系が推移してきた中で，病歴のとり方において最も異なっているのはシステムレビューの導入であろう．身体の各部位臓器に生じやすい症状があるのかないのか，あったかどうか（既往歴を含む）を問診聴取するのがシステムレビューである．頭のてっぺんから足先までの疾患に関連する症状を聞くことであり，初心者にとっては難しいことでもある．患者からも「そんな関係のないことを聞いてどうするのか」と思われることもあるが，診断，治療のためには必要であることを説明して質問するのがよい．これらのシステムレビューの途中で，患者はしばしば現病歴や既往歴と密接に関連する疾患を思い出して答えてくれることがあり，このこともシステムレビューを行うメリットとなる．

　まず全身状態として，倦怠感，疲労感，体重の増減など，皮膚では発疹，皮膚病変，レイノー現象，母斑や色素斑の有無などについて問診する．首から上の部位については，HEENT（頭部 head・眼 eye・耳 ear・鼻 nose・咽頭 throat）と略して記載されるのが英米では一般的であり，この順に問診する．頭部では頭痛，頭部外傷，ふらつき，意識障害発作に加えて，精神活動として記憶，言語表現，構音・発音，意欲減退，睡眠障害などについて問診する．眼では視力，視野狭窄，複視，飛蚊症，閃輝暗点，白内障，緑内障などについて，耳では聴力，耳鳴，めまいについて，鼻ではにおいの有無，花粉症，鼻づまり，鼻血，副鼻腔炎などについて，そして咽頭では歯肉出血，せき，痰，嚥下障害，嗄声などについて問診する．

　頭部以下では，頸部で頸部リンパ腺，甲状腺腫，項部硬直について，乳房では腫瘤，乳汁分泌について，呼吸器では咳嗽，喀血，呼吸困難，喘鳴，肺結核，肺炎などについて，心血管系では心臓弁膜症，リウマチ熱，心雑音，胸部不快感，狭心痛，動悸，息切れなどについて問診する．腹部消化器系では胸焼

け,食欲,悪心・嘔吐,腹痛,便秘,排便習慣,便の色,痔疾,黄疸,胆石,肝炎などについて,尿路系では頻尿,夜間尿,尿意切迫,血尿,結石,腎炎,男性の尿線細小あるいは勢いの減少,排尿困難などについて,生殖器では女性の初経・閉経年齢,月経の周期,不整出血,避妊薬,出産・分娩回数とその方法などについても問診する.末梢血管系では静脈瘤,静脈血栓の有無について,筋骨格系では筋痛,関節痛,痛風,運動機能・四肢麻痺の有無,精神系では神経質,不安,うつなどの有無について問診する.

ハーバード大学のDenny-Brown教授は,システムレビューで特に問診すべき症状として**表1**の項目をその「神経診察法手引き」にあげている.

神経内科患者では,前述の病歴聴取およびシステムレビューが終わった段階で患者の見当識,判断力,指南力などの知的レベルはほぼ推測できるものである.

病歴記載の筆者の順番をあげると,Subjective ① 患者の主訴,② 現病歴,③ 既往歴,④ 家族歴,⑤ 職業歴,⑥ 結婚歴,⑦ 社会歴,⑧ アレルギー歴となる.

患者から診断に役立つ病歴をとるコツは,患者にくつろいだ気分になってもらうこと,そして遮ることなく患者に詳しく話

**表1 問診すべき症状**

- 意識の急激な障害
- けいれん
- 頭痛
- 視力消失
- 複視
- 難聴と耳鳴
- 回転性めまい
- 嘔気・嘔吐
- 嚥下障害
- 言語障害(言語理解と発語あるいは構音障害)
- 脱力,筋の強張りか四肢の麻痺
- 痛みとシビレ感
- 直腸および膀胱括約筋障害
- 不安・ストレス

をしてもらい，必要不可欠な病歴を引き出すことによって，患者の苦痛，受診の理由となった主訴の本質を要領よくまとめることである．

> **一口メモ　病歴聴取の重要性**
>
> 昔から病歴聴取の重要性は強調されてきた．50年ほど前に，筆者が米国でインターンとして卒後教育を受けた際にも，病歴聴取は医術アートであることを強調され，病歴だけで7～8割の診断ができるといわれたものである．エキスパートのオピニオンとして，自分の経験からもほぼ同様の意見をもっていた．その後調べてみるとエビデンスはあり，Petersonらは病歴だけで約76％(61/80症例；West J Med)，Hamptonらは約82％(66/80症例；Br Med J)診断できたという．2011年のイスラエルのPaleyらの報告によれば，救急外来から内科へ入院となった患者では，病歴のみで約20％，身体所見を加えるとさらに約40％で，そして基本的な検査(採血，心電図，胸部レントゲン写真など)を含めると約90％で正しい診断が得られたという．初診の病歴，身体所見がいかに重要かを物語る報告である．

### 文献

1) Peabody FW : The care of the patient. JAMA, 88 : 877-882, 1927.
2) Denny-Brown D : Handbook of Neurological Examination and Case Recording. Revised Edition, Harvard University Press, 1975.
3) Gordon Holmes : Introduction to Clinical Neurology. Third Edition. E.&S. Livingstone LTD, 1968.
4) Peterson MC, Holbrook JH, Von Hales D, et al. : Contributions of this history, physical examination, and laboratory investigation in making medical diagnoses. West J Med, 156 : 163-165, 1992.
5) Hampton JR, Harrison MJ, Mitchell JR, et al. : Relative contributions of history-taking, physical examination, and laboratory investigation to diagnosis and management of medical outpatients. Br Med J, 2 : 486-489, 1975.
6) Paley L, Zornitzki T, Cohen J, et al. : Utility of Clinical Examination in the Diagnosis of Emergency Department Patients admitted to the Department of Medicine of an Academic Hospital. Arch Intern Med, 171 : 1394-1396, 2011.

# 第二章 神経学的検査法

神経学的検査は各臨床医により検査の順番,手法やその重みづけなどが異なっている.この章に記すのは,そのことは承知の上で,筆者が過去に学んだ手法の中で最も納得のいく検査法を凝縮させたものであることをまず付記したい.ここではGordon Holmesが導入したという6つの区分(精神状態・高位皮質機能,脳神経系,運動系,反射系,感覚系,協調運動・歩行)に従って検査法を解説する.

# 1 精神状態のみかた mental status

　高位皮質機能に代表される包括的脳機能であり，意識清明度以外に見当識，記憶，言語，書字，計算力，左右や手指認識，実行行為などがある．一般に，主訴が直接これらに相当するときはすべてを検査するべきであるが，主訴が運動や感覚に関する患者では意識清明度は明白であり，見当識があることさえ検査すればよい．

> **極意その1**　この際に，言語機能と密接に関係する患者の利き手を聞いておくことは，神経学的検査の基本である．生来の右利きか左利きか，親の矯正で右利きとなった両手利きかを問診する．ハーバード大学 Norman Geschwind 教授の講義によれば，全世界共通で右利きの人は約96％，左利きは約4％いるとされる．その言語優位半球については，右利きでは100％左半球が優位であり，左利きの60％も左半球，残り40％は右半球優位と考えられている．これらの知識は，言語障害あるいは脳手術適用に際し極めて重要である．

## 1. 意識レベルのみかた

　医学的な「意識」とは，自己および自己の周囲を正しく認識している状態をいう．その内容要素としては覚醒度 alertness と認知 perception があり，関与する解剖学的構築は前者が脳幹賦活網様体から視床，後者は大脳皮質の種々の感覚野・連合野と辺縁系である（図1-1）．

　そのため，意識障害には覚醒障害と外界認知障害の2種類があり，それぞれ単独に，あるいは合併して起こる病態がある．脳幹障害による病態では主に覚醒障害がみられる．一方，脳炎・脳症では，皮質病変からくる認知の障害が主症状となる．責任病変部位の違いによって患者の症状である覚醒度，外界認

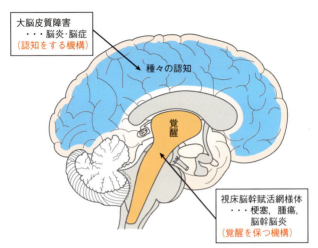

**図1-1** 意識障害の解剖学と病態

識度に差異がみられるため,これらを分類することが必要であり,わが国のみならず外国でも種々の分類法が考案されている.

わが国で繁用されているのはJapan Coma Scale(JCS)である.熟練した医師のみならず,看護師,救急隊員でもその評価が一定してみられる簡易覚醒度判定法であり,1975年に太田らにより発表された(**表1-1**).本法は意識障害患者の意識レベルをⅠ 覚醒している,Ⅱ 閉眼しているが刺激で覚醒する,Ⅲ 刺激しても覚醒しない,の3段階に区分し,それぞれの段階でさらに3段階に分けている.全体としては9段階の意識レベルに区分されることから3-3-9度方式とも呼ばれており,その簡易さから救急に携わる多くの人が使用している.

外国でも,同様の目的で頭部外傷患者の意識レベルを分類する方式としてGlasgow Coma Scale(GCS)(**表1-2**)がある.これは英国脳外科医Graham TeasdaleとBryan Jennettにより1974年に報告されたものであり,わが国でも脳外科医による頭部外傷患者の評価のみならず,すべての意識障害患者の覚醒度の分類評価にも使用されている.この分類では意識レベルをまず① 開眼状態(Eye opening;E),② 最良の運動反応(Best motor response;M),③ 最良の言語反応(Best verbal response;

### 表1-1 Japan Coma Scale：JCS (3-3-9度方式)

| | | |
|---|---|---|
| I | | 刺激しないで覚醒している状態(1桁で表現) |
| | | (delirium, confusion, senselessness) |
| | 1 | 大体清明だが,いま一つはっきりしない. |
| | 2 | 見当識障害(時,場所,人)がある. |
| | 3 | 名前,生年月日が言えない. |
| II | | 刺激すると覚醒する状態—刺激をやめると眠り込む(2桁で表現) |
| | | (stupor, lethargy, hypersomnia, somnolence, drowsiness) |
| | 10 | 普通の呼びかけで容易に開眼する. |
| | | 合目的な運動(例えば,右手を握れ,離せ)をするし,言葉も出るが間違いが多い. |
| | 20 | 大きな声または体を揺さぶることにより開眼する. |
| | | (簡単な命令に応ずる.例えば離握手) |
| | 30 | 痛み刺激を加えつつ呼びかけを繰り返すと辛うじて開眼する. |
| III | | 刺激をしても覚醒しない状態(3桁で表現) |
| | | (deep coma, coma, semicoma) |
| | 100 | 痛み刺激に対し,払いのけるような動作をする. |
| | 200 | 痛み刺激に対し手足を動かしたり,顔をしかめる. |
| | 300 | 痛み刺激に反応しない. |

R：restlessness(不穏状態)；I：incontinence(尿失禁)があれば,いずれの群に属するものでも付け加える.

V),の3つに分けている.さらに,それぞれについて,Eを4段階,Mを6段階,Vを5段階に分け,全体として15段階評価をする.スコアが高いほど覚醒度が高く,低いほど覚醒度が低い(**表1-2**).

一般臨床の場において古くから神経内科医が使用する意識障害評価法に,Mayo Clinic方式がある.健常者の意識状態を意識清明として,その他の病的状態を ① 傾眠,② 昏蒙,③ 半昏睡,④ 昏睡,の4段階に分類する方法である(**表1-3**).これらの4段階の内容は規定されており,この方式では,患者は刺激なしでいかなる状態にあるのか,外界からのどのような刺激で患者の言語,行動などの反応がどうであったかを分類して記載する.この評価法では,医師は救急の場においては内容を詳細に記載せずに患者の状態を半昏睡semicomaあるいは

### 表1-2 Glasgow Coma Scale：GCS

| 項　目 | 程　度 | | スコア |
|---|---|---|---|
| Eye opening<br>開眼 | spontaneous<br>to speech<br>to pain<br>nil | 自発的に開眼している<br>言葉に対し開眼<br>疼痛刺激に対し開眼<br>開眼しない | E4<br>3<br>2<br>1 |
| Best motor response<br>最良の運動反応 | obeys<br>localizes<br>withdraws<br>abnormal flexion<br>extends<br>nil | 命令に従う<br>疼痛刺激部にもってくる<br>四肢を逃避する<br>異常屈曲する<br>伸展する<br>動きなし | M6<br>5<br>4<br>3<br>2<br>1 |
| Best verbal response<br>最良の言語反応 | orientated<br>confused conversation<br>inappropriate words<br>incomprehensible sounds<br>nil | 見当識がある<br>意識混濁状態での会話<br>不適当な言葉<br>理解できない音声<br>言語応答がない | V5<br>4<br>3<br>2<br>1 |

### 表1-3 Mayo Clinic方式による意識障害分類

| 傾　眠<br>(Grade 1) | 刺激により覚醒し，運動行為，言語応答は正しくできる．覚醒時に意識不鮮明となり，錯覚，妄想，幻覚がみられることがある．刺激がなくなると眠ってしまう． |
|---|---|
| 昏　蒙<br>(Grade 2) | 自発運動は十分みられ，強い刺激で覚醒し，主に逃避反応を示し短時間なら簡単な指示に従うことが出来る．尿便失禁はある場合もない場合もある． |
| 半昏睡<br>(Grade 3) | 痛み刺激に対して逃避反射や単純な適合運動がみられる．言語応答はうめきかつぶやき程度，自発運動はまれで，尿便失禁がみられる． |
| 深昏睡<br>(Grade 4) | 患者はいかなる痛み刺激にも反応しないか，反応しても極めてわずかで，自発運動はなく，尿便失禁がある．筋伸張反射，ババンスキー（Babinski）徴候，対光反射なども出にくくなる． |

昏睡comaとだけ記載して済ませることがしばしばあり，4段階における内容記載に欠けることが多い．また，この方法による評価では医師の経験，熟練度などによる検者間差異があり，一定した分類評価が得られないとして，この弊害をなくす目的でJCSなどが考案された経緯がある．しかし，詳細な内容の記

載が各段階でできるような熟練した神経内科医にとっては，この方法が最も正しい診断へと導くことのできる評価法であり，本法に精通することが神経学的検査の基本となるといえよう．

睡眠中の健常者は自己および外界をほとんど認識していないため定義上意識消失の状態にある．また眠った状態では閉瞼で瞬目がとまり，眼球彷徨や眼球上方偏倚が起こり，またしばしば欠伸がみられ，ときにチェーン・ストークス(Cheyne-Stokes)呼吸がみられ，嚥下もなく筋緊張が弛緩，深部腱反射も低下するなど意識障害患者と共通の症候がよくみられる．また，深睡眠期にある健常者を無理に起こすとしばらく意識不鮮明であることも，しばしばみられる現象である．しかし健常者では，睡眠中も脳酸素消費は覚醒時と変わらない．睡眠と昏睡との大きな差異は，睡眠の場合は刺激を与えれば覚醒し持続して意識清明状態を保てることであり，睡眠覚醒度障害とは明らかに異なっている．

## 2. 見当識

一般的には，時間，場所および人の認識・認知の3分野をみる．患者に「今日は何月何日ですか，今年は何年ですか？」と問い，ついで「ここはどこですか？」と質問して，病院名を言うことができるかを調べる．さらに自身あるいは他の人を認識できているかを，「お名前は？」，同伴者があれば「この方は誰ですか？」と聞くことで調べる．この検査は患者の短期あるいは長期記憶に加えて，意識，言語能力をもみていることになる．

意識と見当識を検査して異常がなければ，「精神状態：意識清明，3分野見当識あり．<u>Mental status：alert and oriented X 3 (spheres)</u>」と記載し，以降の検査は省略できる．一般的に神経疾患による見当識障害は，時間，場所，人の認知の順に起こる．そのため軽症では時間のみ，進行すると場所，さらに悪化・重症化すると人の認知が障害される．

## 3. 記　憶

記憶といえば社会的あるいは個人的出来事の記憶が一般的には考えられるが，その他にも種々の知識，運動行為の記憶なども立派な記憶である．記憶の定義は「新たな体験・経験が脳内

に取り込まれ，保存されてこれらが自分の意識や行為の中に再生されること」である．Squireら（1987）によれば，意識に再生する記憶は他人へ伝達できるため陳述記憶と呼ばれ，行動に再生する記憶は手続き記憶と呼ばれる．さらに前者は出来事記憶と意味記憶とに分類される（図1-2）．

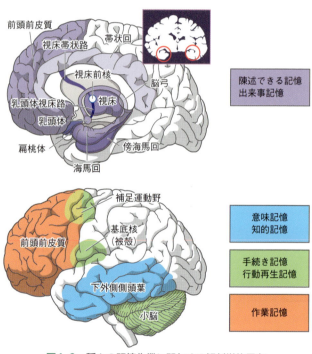

**図1-2　種々の記憶作業に関与する解剖学的局在**

これらの記憶のすべてを観察・診断するには莫大な時間を要するため，精神状態の検査としては陳述記憶のうち短期記憶（即時記憶），長期記憶のみを検査する．短期記憶とは約10秒以内の記憶であり，これ以上の長さの記憶は長期記憶である．しかし臨床的には10秒という時間単位は短く，1日から数日は覚えている記憶が多いため，これを近時記憶recent memoryと呼ぶ．さらに数日どころか子供の頃，10〜20年前に及ぶはるかに長い記憶を遠隔記憶remote memoryと呼び，長期記憶として検査するのが一般的である．短期記憶検査は，1秒に1回の速さで，無意味な数字系列を7個（例えば6・8・3・5・7・9・4など）与えて，ただちに復唱してもらう．個人差はあるが，平均的には7個の記憶が可能で，5個以上なら正常と判定する．10秒以上の記憶は長期記憶であるが，近時記憶検査では，3つの物の名前を提示して3〜5分後に聞くことで検査する．この検査はミニメンタルステート検査mini mental state examination（MMSE）の中に組み込まれている．今朝何時に起きた，昼食は何を食べたなどの日常生活の出来事を問うこともできる．遠隔記憶は高校，大学はどこへ行ったか，新婚旅行はどこで，どのような交通機関を利用したかなどを聞くことで検査する．これらの結果は記憶の保持の時間を検査するものであり，記憶のプロセスである取り込みregistration，保持retention，再生retrievalのそれぞれを検査するものではない．記憶作業の解剖学的局在を示す図をあげておく（**図1-2**）．3〜5分後に記憶がない患者では内側側頭葉，視床の病変が疑われ，時間に関係ない記憶障害はそれ以外の部位の障害が疑われる．

## 4. 言　語

言語障害には失語症と構音障害がある．前者はいったん獲得された言語表出・理解の低下，消失を指し，後者は表出内容には問題がないものの，口唇，舌，口蓋などの構音器官の障害で音が変わったり，減弱したりする病態を指す．後者は一般に麻痺性（核上性＝痙性，もしくは弛緩性＝球麻痺性），失調性（小脳性），錐体外路性に分けられる．

**極意その2** 失語症検査では，高位皮質機能障害である失行，失認の検査と同様に，まず患者に意識障害と知能低下がないという前提で行うべきである．その内容は自発言語，言語理解，言語復唱，物品呼称，読み，書字などからなり，自発言語は優位半球ブローカ(Broca)野(44-45野)，言語理解はウェルニッケ(Wernicke)野(22野)，言語復唱はWernicke野とBroca野を結ぶ弓状束arcuate fasciculusにそれぞれの解剖学的局在がある(図1-3)．

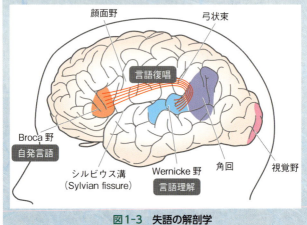

図1-3 失語の解剖学

自発言語ではその発語の量だけではなく，言語の流暢さ，音節の長さ，さらに言葉の強さや速さ，高低の正しいピッチからなるプロソディーprosody(言葉のメロディー)についても注意を払う．また音韻表出の異常であり，誤った別の音が表出される症状である．錯語〔例えば時計(トケイ)をタケイとする音節性錯語や，ネクタイをベルトなどと別の単語で置き換える語性錯語〕の有無を調べる．これらの障害がみられるものの言語了解が保たれているのが運動性失語(Broca失語)であり，努力性発語を伴う非流暢性失語の代表である．

言語理解では簡単な質問・命令指示(「眼を閉じてください」「舌を出してください」など)をして，それに答えることができるかどうかをみる．問題ないようであれば，左右失認を同時に

みるために「右人差し指で左耳を触ってください」や「100から7を順に引き算してください」などやや複雑な質問を加える．これにより左右失認，手指失認や失算検査も同時に可能であり，ゲルストマン（Gerstmann）症候群（手指失認，左右失認，失書，失算の四徴からなる病態で，左半球頭頂後頭葉・角回病変による）の診断に役立つ．言語理解が著明に障害されているものの，自発語は流暢で意味不明の言語・言葉があふれ出る失語は流暢性失語であり，後方言語野（Wernicke野，角回）障害の代表的疾患である感覚性失語（Wernicke失語）である．

言語復唱はWernicke野とBroca野の連結路である弓状束の障害の有無をみるものであり，失語症検査では必須の項目である．患者に検者の言葉を復唱するように命じ，簡単な単語，言葉，短い文章などの復唱の正確さを確認する検査である．長い文章や無意味な言葉ほど復唱し難いものであり，無意味な音声として「パ・ケ・ツ・チ・オ」などと復唱させる．音の受容障害があるWernicke失語や純粋語聾では，言語理解に加えて復唱も当然障害される．一方，弓状束限局病変では，言語理解は可能であるものの音系列の再展開ができないために言語復唱が著明に障害され，伝導性失語conduction aphasiaと呼ばれる（図1-3）．

物品呼称は一般的な物品（腕時計，鉛筆，ネクタイなど），やや珍しい物品（聴診器，ベルトの留め金，靴紐など），さらに難しい物品のパーツ名（腕時計の竜頭・ネジ，長針，秒針など）の名称を聞いて検査する．正答，誤答を書き記して経過をみるのがよい．

文字言語の理解をみるためには，音読，読解，簡単な書字検査をする．読みは診察机の上にある文書の中の簡単な単語，短い文章を読んでもらい失読があるかどうか，誤った読みの錯読があるかどうかをみる．書字は名前や短い文章を書いてもらい，平仮名，カタカナ，漢字のどれかに異常があるか，錯字の有無などを診断する．失語がひどく，Wernicke野後方の角回が含まれる後方言語野病変では，失読と失書の両方（失読失書）が高頻度にみられる（図1-3）．

失語が主訴の患者では，失語診断のための検査は次の7項目は最低でも行うべきである．

> **極意 その3　失語症診断のための検査のまとめの記載例**
>
> 1. 利き手：右
> 2. 自発言語：少なく，努力性，ときに錯語あり．プロソディーに異常あり．
> 3. 言語理解：日常的話題や簡単な命令は理解できるも，右手で左胸を触る指示が理解できない．
> 4. 復唱：単語は繰り返せるが，文章は短いものも長いものも無意味語の復唱も不可能．
> 5. 物品呼称：品物の認知・呼称はほぼ可能，ときにヒントとして語頭音を与えると可能なこともある．色の認知も可能．
> 6. 読み・読解：ときに錯読あり．
> 7. 書字：ときに漢字の錯字あり．

## 5. 失　認

　失認agnosiaとは，ある特定の感覚を介して対象・シンボルが何であるかを認知することができない症候である．検査においてはその対象認知障害が，一次感覚の異常や意識障害，知能低下によるものではないことを確認する必要がある．通常は他の感覚を介することで対象物を認知でき，Norman Geschwindによれば，失認はある感覚様式に限られた受容（知覚）過程と言語的認識との離断状態とも考えられる．臨床的には視覚，聴覚，触覚および体性感覚についての失認症状が存在する．

### i. 視覚性失認

　視力は保たれていることを確認した上で，物品の名称を問う．ボールペンを見せた時に鍵と答えるのが実例である．触らせると正しい答えができる．他に，色を見せても色名呼称ができない色彩失認color agnosia（色盲でないことの確認が必要）や，熟知した人（親，兄弟姉妹，有名人など）の弁別ができない相貌失認prosopagnosiaがある．前者の責任病変はV4野，後者の責任病変は両側後頭・側頭葉内側部V4野前方であり，脳血管障害例が多い．

ii. 視空間失認

対象物が空間内のどこにあるかを認知できない．アルツハイマー病の進行期にある患者に「椅子に座ってください」と指示すると，椅子を探しても見つけることができず戸惑ってしまうのが実例である．また，高頻度にみられる視空間失認に半側視空間失認（半側無視）がある．患者は，診察中も自分の認識する世界は片側しかないように行動し，視線は一側に注意を払わず無視するため，歩かせると障害物にぶつかったりする．対座法で眼前左右に同時呈示した物品の認知が片側しかできないことで半盲，半側失認を疑い，次の検査を行う．直線の2等分や，視野内に拡がる2.5 cmの40本の線分抹消試験（Albert's test），時計描写を行うことで確認することができる（図1-4）．

責任病変は右頭頂・後頭部が最も高頻度で，無視の程度も高度であるが，優位半球後方病変でも軽度の無視がみられる．

iii. 聴覚性失認

いわゆる皮質性聴力障害で，純音聴力検査による要素的聴力は保たれているにも関わらず，その他の言語，音楽，非言語性有意味音の認知ができない症候である．具体的には，音は聞こえるがその意味がわからないとの返事が返ってくる，などがあげられる．

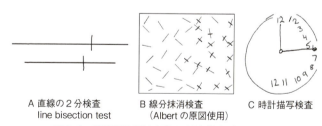

A 直線の2分検査
line bisection test

B 線分抹消検査
（Albertの原図使用）

C 時計描写検査

**図1-4 視空間失認検査法と実例（左視空間失認）**

（Albert ML：A simple test of visual neglect. Neurology, 23：658-664, 1973 より）

### iv．触覚性失認

手掌内に物品（コイン，鍵，消しゴムなど）を与え，何であるかを問うことで皮質性知覚障害をみる検査によって診断する．

### v．身体失認

通常左片麻痺があるにもかかわらず否認・無視する病態で，Babinskiが病態失認anosognosiaとして報告したものである．脳血管障害による右頭頂葉病変が責任病巣で，中大脳動脈域梗塞による片麻痺と皮質性感覚障害を伴い，その頻度が高い病態である．

## 6．失　行

失行apraxiaとは，運動麻痺，言語理解障害がないにもかかわらず，目的としたあるいは指示された運動行為が遂行できない症候である．当然，運動麻痺や筋緊張異常，不随意運動，小脳失調などの運動遂行妨害要素はみられないという前提条件が必要である．ここでは，Hugo Liepmannの有名な分類に従って，検査法について述べる．

### i．肢節運動失行 limb kinetic apraxia

熟練し手馴れたはずの運動行為，例えばボタンのはめ外しや物をつまむ動作などがうまくできない症候をいう．もちろん運動麻痺，筋緊張異常，知覚低下，小脳失調などはないのが前提条件である．責任病巣は通常，対側中心溝領域とその周辺の前頭葉，頭頂葉である．Luriaは運動失行の一つに連続的運動行為の障害をあげ，運動野周辺，前頭前野病変を"Luria's fist-edge-palm test"で検査する方法を報告している．検者は患者の前に座り，患者には握りこぶしで大腿部を叩き（fist），次に手を開いて手刀で叩き（edge），さらに手を開いたまま手掌で叩く（palm），という3パターンの動きを連続して繰り返すように指示する．この時必ず検者が前もって連続行為を示す（図1-5）．何度やっても3パターンの動きができず，前の動作の保続がみられる場合は異常である．いわゆる"前頭葉徴候"の一つで，わが国ではあまり使われていない検査法であるが，簡単にでき，巧緻運動障害を訴える患者の検査に有用である．そ

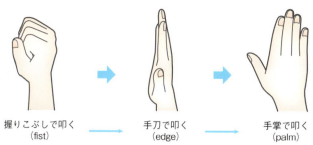

握りこぶしで叩く　　手刀で叩く　　手掌で叩く
（fist）　　　　　　（edge）　　　　（palm）

図1-5　Luriaのfist-edge-palm試験

のため他の前頭葉解放徴候（把握反射，口尖らし反射，吸啜反射など）とともに，筆者の前頭葉検査では必須の検査である．

### ii．観念運動失行 ideomotor apraxia

　言語指示にて行う，極めてポピュラーな運動行為を意図して行おうとしてもできない症候．「眼を閉じる」「舌を出す」といったものや，日常的，社会的に習慣化された「髪を櫛でとかす真似」，「兵隊さんの敬礼」や「さよならの動作」などの行為をするよう命じて観察する．責任病巣は両側あるいは左側シルビウス裂後部で上縁回を含む部位である．

### iii．観念失行 ideational apraxia

　日常生活で慣用する物品の使用が正しくできない症候をいう．対象となる道具の認知はできており，運動遂行能力もあるものの，その操作手順がわからない病態である．煙草にマッチで火をつけ吸う動作や，釘を金槌で打つ動作をするように指示して検査する．責任病巣の局在はなく，両側性広範囲病変のある認知症患者でしばしばみられる．

### iv．着衣失行 dressing apraxia

　着衣動作である上着の袖が判らず，上下，左右に混乱が生じていたずらに上着やズボンをひねくり回してしまい，身に着けることのできない症候．通常は頭頂葉病変で，右半球病巣が多い．

### v．構成失行 constructional apraxia

　視覚性失行であり，空間的にまとまりのある形態を作る能力の障害である．幾何学的な家の立方体を見せて模写をしてもら

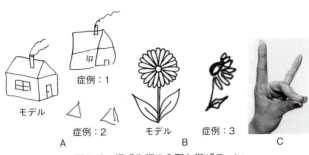

**図1-6　構成失行の3例と指パターン**

**表1-4　主な失行の臨床的特徴**

| 失行の種類 | 障害される行為 | 障害の臨床特徴 | 出現部位 | 責任病巣部位 |
|---|---|---|---|---|
| 肢節運動失行 | あらゆる運動行為 | 運動の拙劣化 | 一側性 | 中心溝前後病変 |
| 観念運動失行 | 言語表現で理解できる慣習的行為 | 運動表現の離断障害 | 顔，両側四肢 | 左頭頂葉深部白質 |
| 観念失行 | 日常用品・道具の操作 | 手順の誤りなどの操作障害 | 両側性 | 左頭頂葉後方病変 |
| 着衣失行 | 着衣 | 身体部位と衣服部位との関連障害 | 両側性 | 右頭頂葉病変 |
| 構成失行 | 空間・パターン構成 | 空間認知処理障害 | 一側，両側性 | 左・右頭頂後頭葉病変 |

い，可能かどうかをみる（図1-6）．また，マッチ棒を使って五角形を作ることや，指パターンを使ってイヌかキツネの形を作ることが可能かどうかをみることもできる．責任病巣は左右の頭頂後頭葉病変である．

これらの失行の特徴を表1-4にまとめて示す．

### 文 献

1) Geschwind N : Disconnexion syndromes in animals and man. Brain, 88 : 237-294, 585-644, 1965.
2) Albert ML : A simple test of visual neglect. Neurology, 23 : 658-664, 1973.
3) 山鳥 重:神経心理学入門. 医学書院, 1985.

## 2 脳神経系のみかた

　脳神経は左右12対からなり，それぞれ嗅神経，視神経，動眼神経，滑車神経，三叉神経，外転神経，顔面神経，内耳神経，舌咽神経，迷走神経，副神経，および舌下神経である．その機能には運動性（遠心性）と感覚性（求心性）の2つがあり，運動性脳神経には眼運動に関与する動眼・滑車・外転神経と咬筋への三叉神経，顔面筋への顔面神経，咽頭・喉頭筋への迷走神経，舌筋への舌下神経と胸鎖乳突筋・僧帽筋への副神経がある．感覚性脳神経には特殊感覚である嗅覚，視覚，味覚，聴覚を司る嗅神経，視神経，顔面神経，舌咽神経と内耳神経がある．しかし三叉神経，顔面神経，舌咽神経，迷走神経は運動・感覚（遠心・求心性）線維からなる混合性脳神経であることに注意したい（図2-1上）．

　神経学的検査においても脳神経機能検査は極めて重要である．脳神経機能検査は病変局在を想起する基本となり，それに伴う全身疾患との関連も類推できる．通常は脳神経の順番に従い検査するのがよいが，これらの脳神経は頭蓋内から外へ出る末梢枝であり，それぞれの脳神経がいかなる孔から頭蓋外に出入りして（図2-1下），その後いかなる系路で機能受容・効果器に至るかの解剖学を念頭に置くことで，その病変の局在，広がりや病因をも診断できる．

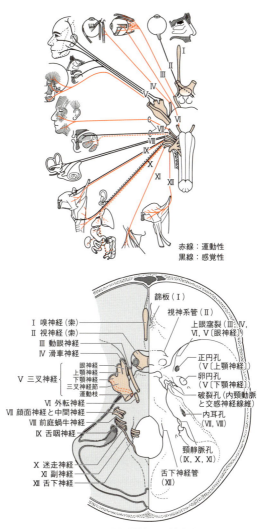

図2-1 12脳神経機能と頭蓋底出入口

### 一口メモ　脳神経分類の変遷

脳神経が現在のように12対からなることが明らかになったのは、ドイツの解剖学者von Sömmerringの1778年の記載からとされている。それまでの分類facialをvestibulocochlearから分け、glossopharyngeal, vagus, accessoryを区別してcranial nerve 1を脳神経から除いて12対とした[1]。それ以前では、Pergamonの医師Galen (AD129-200)は7つの脳神経(optic, oculomotor, sensory trigeminal, motor trigeminal, facial-vestibulocochlear, glossopharyngeal-vagus-accessory, hypoglossal)しか認めていなかった。16世紀のVesaliusの解剖図 (1543年)では7対の脳神経があり、滑車神経が側頭葉から派生した絵が描かれている(図2-2)。Thomas Willisの1664年の解剖図には10対に増えた脳神経(olfactory, optic, oculomotor, trochlear, trigeminal, abducens, facial-vestibulocochlear, glossopharyngeal-vagus-accessory, hypoglossal, cervical nerve 1)が描かれ、最も細い滑車神経や副神経も描かれている(図2-2)。ただし1802年に発刊されたBellの脳底図には9対の脳神経しか描かれていない。Galen (AD130-200), Vesalius (1543)やFallopius (1561)まではolfactory nerveは脳神経に入っておらず、Willis (1664)が初めて第1脳神経として取り上げている。

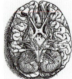
Vesalius's anatomy

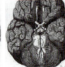
Willis's anatomy

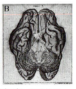
von Sömmerring's anatomy

**図2-2　脳神経の発見歴**

## 1　第1脳神経：嗅神経（特殊感覚性脳神経）

### A 基礎知識

鼻腔から入った化学分子が鼻腔最上部嗅粘膜にある嗅覚受容器に達すると、頭蓋内から篩板を通過した嗅神経末端の嗅糸を

介して嗅球一次ニューロンである僧帽細胞へと伝搬される．その後嗅索，嗅三角を経て嗅覚中枢である嗅皮質側頭葉扁桃に到達してはじめて，においとして感じられる（図2-3）．

## B 検査法

　鼻孔は2つあり，また嗅覚受容器もそれぞれ左右嗅神経支配であることから，左右を別々に，一側ずつ検査する必要がある（図2-4）．においとしては，小瓶に入れたコーヒー，樟脳，化粧水，化粧石鹸などを使用する．アンモニアなどの刺激臭は鼻粘膜の三叉神経刺激となることから使用すべきでない．この際，鼻腔が閉塞するような鼻疾患（鼻炎，ポリープなど）がないことを確認するために，鼻孔を一側閉鎖して鼻呼吸してもらい，呼気をみる．

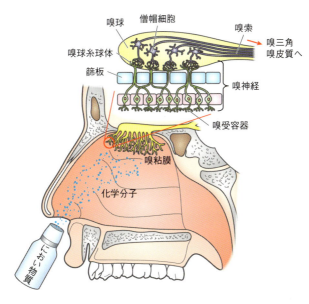

図2-3　嗅神経の解剖

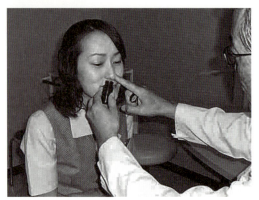

図2-4 嗅覚検査

 嗅神経検査はしばしば省略されるが,特にヘルペス脳炎を含む辺縁系脳炎や嗅溝髄膜腫を疑う際には必ず行うべきである.

## 2 第2脳神経:視神経

### A 基礎知識

視神経の機能は視覚を司る重要な働きをしている.眼に入った光刺激が網膜に投射されたのち,視神経,視交叉,視索,外側膝状体を経て視放線を通り,視中枢に到達してはじめて視覚として受容される.大別するとその機能には視力と視野があり,さらに詳しくみると色覚や視覚消去などの高位皮質機能もあるが,一般的には視力検査,視野検査と眼底検査を行う.

## B 検査法

### 1. 視力検査

 視神経は左右2本あるが，患者は単に眼が見えにくいとだけ訴えることが多く，単眼性か両眼性かがはっきりしないことがある．また，視力障害だけでなく視野障害も同時に合併していることがあり，まず病歴から視覚障害の内容把握につとめる．

 視力検査は通常，大きさの異なるC字型のランドルト(Landolt)環を利用した3mあるいは5m用の視力表を使用し，外来での近点視力検査には簡易近点視力表を使う（図2-5）．最近では検査したい特定の視標を光らせることのできる電光投影式視力器が普及している．

 患者に指定の位置（視力表から3mか5m）に立ってもらい片眼を遮蔽して，左右それぞれの視力を調べる．眼科では常に視力表（器）は用意されておりルーチン検査であるが，神経内科

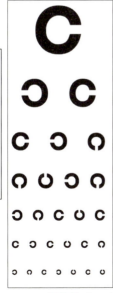
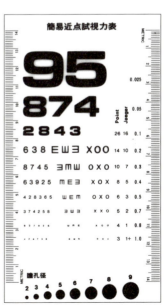

図2-5 Landolt視力表と近点視力表

では大型の視力表(器)をもたない施設がほとんどであるので，簡易型の手持ちの視力表(Rosenbaum JGによる改変Snellen chart)を使うことが多い(図2-6)．現寸大のままコピーして卓上，ポケットに入れ毎日の臨床で使用してほしい．

読み取れる最小の視標を示してもらい，その視力を決める．視力はわが国では一般に「0.2」とか「1.2」と小数で表記するが，英米では「20/20」のように分数で表記する．分子は患者が視標を読み取れる検査距離である20フィート，分母は健常者が同じ視標を読み取れる距離の20フィートであり，小数にすれば1.0で小数表記に相当する．視力低下のある患者については，眼前のある距離，例えば20 cmで指の数が読み取れれば指数弁20 cm，光がやっと読み取れれば光覚弁20 cmと記載する．

## 2. 視野検査

最も簡単な視野検査は，意識不鮮明な患者に対する視覚おどし検査visual threat testである．正面を向いている患者の眼前に，検者が脅すように左あるいは右の外方耳側から鼻側に手を急にかざし，患者が閉眼するかどうか(blink to threat)で半盲の有無を検査する．

診察室で行う簡易視野検査は対座法によるもので，患者に検者の眼を注視してもらい，片眼ごとに視野の左右および上下の4分割内でハットピン先あるいは指先の動きが確認できるかを検査する(図2-7)．このとき，患者の右視野検査では検者の左眼を，左視野検査では右眼を注視してもらい，眼位を固定・固視していることを確認しながら見えているかどうかを確認する．左右別々の検査を行い，両側で同じ側が見えない半盲(あるいは1/4盲)を同名性半盲(1/4盲)homonymous hemianopia (quadranopia)といい，視交叉より後方の病変による．両側の視野欠損が同じような形でみられる合同性congruousか，左右で形が異なる非合同性incongruousかで前者なら視中枢近傍，後者なら視放射前方の責任病変を考えることが必要である．

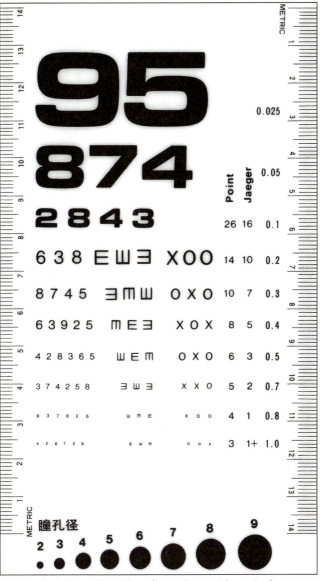

図2-6 Snellen Chart (Rosenbaum JG version)

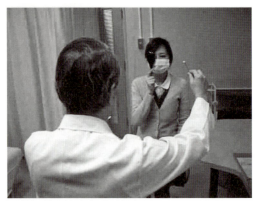

**図2-7　対座法による視野，盲点検査**

> **極意その5**　両側視野欠損の形がほぼ同一であれば視放線後方の視中枢に近い病変，左右差があれば視放線の前方病変が考えられる．これは，視放線が外側膝状体から出ると側頭葉と頭頂葉に拡がっており，相当大きな病変でないと交叉性・非交叉性視放線がともに障害されないためであり，後方に伸び収斂される視中枢近辺では，ともに障害されるため合同性となる．

次に，頭頂葉視野機能をみる視覚消去現象検査がある．正中固視した対座中患者の両視野内に両手示指を同時に提示して，両側ともに見えるか，一側の半盲(無視・消去)があるか検査する．対座検査で視野欠損があれば，詳細な周辺視野検査を施行する．

眼科領域では中心視野がより重要であるが，神経内科領域では周辺視野欠損の有無から頭頂葉，後頭葉皮質病変を把握することが，より重要である(**図2-8**)．ただ，多発性硬化症による視神経脱髄病変においては，一側性視力低下とともに中心視野検査で中心盲点拡大や暗点の存在が問題となり，詳細な検索で視神経の乳頭部あるいは球後視神経が確認できる．中心暗点の拡大は対座検査でも慣れれば確認できる．患者と検者の中間位(約40 cm)にハットピンを差し出し検者の正常盲点を確認し

た後，針先を左右に動かして患者にピンヘッドが消失するかどうかを問い，その際に検者とほぼ同じ位置で出現・消失すれば，中心盲点の拡大はないと診断できる（図2-9）．

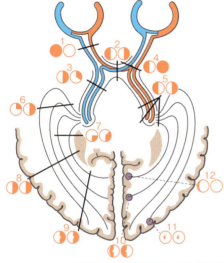

病変部位
1. 左視神経
2. 視神経交叉
3. 右視索
4. 右視神経・交叉接合部
5. 右後部視索
6. 右視放線
7. 左内側視放線
8. 左頭頂葉視放線
9. 左後頭葉視放線
10. 右鳥距皮質中部
11. 右後頭葉先端部
12. 右鳥距溝前端部

**図2-8　視覚路病変とその視野異常**
（Harrington DO：The visual fields. A textbook and atlas of clinical perimetry. Mosby, 1971 より）

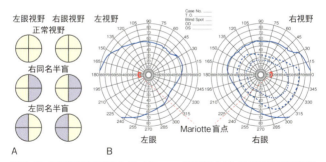

**図2-9　対座検査表記とGoldmann視野計による正常周辺視野チャートの正しい呈示法**

視野表記法は慣習として右眼視野を右に，左眼視野を左に呈示する．視野の右が右視野，左が左視野である．そのため通常対座法およびその他の視野検査は検者から見たとおりとなる．

> **極意 その6** 視野の表記は慣習として，右眼の視野を右側，左眼の視野を左側に記載する．右視野が右，左視野が左となり，検者の見た通りに記載する（図2-9）．一方，眼底写真を含む眼底所見の左右図示は患者右眼を左に，左眼を右に呈示するのが原則である．

### POINT　水平性半盲

まれではあるが，前述の左右視野の半盲ではなく，上下視野の半盲が単眼あるいは両眼性に訴えられることがあり，これは水平性半盲altitudinal hemianopiaと呼ばれる．単眼性水平性半盲は，緞帳が降りるように，または舞台がせり上がるように見えなくなったと訴えられることがある．これは，血管炎を伴う膠原病患者において，視神経乳頭部を灌流する後部毛様体動脈posterior ciliary arteryの一過性虚血症状としてみられる虚血性視神経障害ischemic optic neuropathiesであることが多い．極めてまれに，視神経支配の血管障害でも下水平性半盲がみられる．両眼性水平性半盲は通常，視交叉症状であり，頭蓋咽頭腫による上方圧迫は下水平性，下垂体腫瘍などによる下方圧迫では上水平性半盲がみられる．

## 3. 眼底検査

眼科医だけでなく神経内科医にとっても，眼底検査は極めて重要な検査であるが，最近では兎角無視されがちである．瞳孔散大薬を使用しなくても，視神経乳頭周辺は手持ち直接眼底鏡で観察でき，頭痛患者の脳圧亢進による乳頭浮腫の診断は容易に可能である．視力低下か視野障害を訴える患者では眼底検査は必須であり，容易に観察できるように訓練を積むべきである．最近では手持ち直接眼底鏡で見える範囲が約5倍と広いPanOptic™ Ophthalmoscope（Welch Allyn社製）も普及している．患者顔面から離れて観察できるという利点もあり，是非使用したい（図2-10）．

> **極意 その7** 眼底検査で重要な検査マナーの原則は，患者の右眼底は検者の右眼で右手に眼底鏡を保持操作し，左眼底は検者の左眼で左手で眼底鏡を操作することである．これにより患者の顔面・鼻との接触，呼気がかかるのを避けて観察できる．

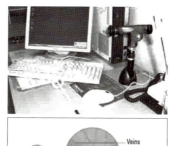

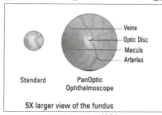

Welch Allyn 社製

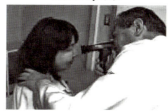

**図2-10 手持ち直接眼底鏡 (PanOptic™ Ophthalmoscope)**

## POINT 眼底検査の重要ポイント

眼底検査でみるべき重要事項は ① 視神経乳頭の浮腫および色であり（図2-11A），浮腫があればその辺縁が不鮮明となり（図2-11B），色が赤色を失い青白くみえれば視神経萎縮（図2-11C）と診断できる．② 乳頭周辺でみるべきは黄斑部の色，網膜中心動・静脈であり，黄斑部は通常は血流が多く赤黒くみえる（図2-11A）．乳頭から上下の耳側・鼻側へとそれぞれ4本の細い動脈，より太く赤黒い静脈がみえる（図2-11A）．これらの正常構造が確認できれば，白斑や出血を探して視力低下の原因が網膜にあるかどうかも診断する．

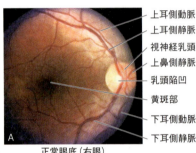
正常眼底（右眼）
上耳側動脈
上耳側静脈
視神経乳頭
上鼻側静脈
乳頭陥凹
黄斑部
下耳側動脈
下耳側静脈

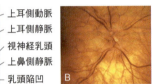
初期乳頭浮腫

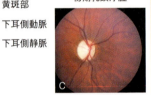
視神経萎縮

**図2-11 正常眼底および病的乳頭浮腫と視神経萎縮**

## 3 第3脳神経：動眼神経・第4脳神経：滑車神経・第6脳神経：外転神経

### A 基礎知識

動眼神経は外眼筋運動だけでなく，内眼筋である瞳孔括約筋をも支配しており，後者は視神経を入力として共同して対光反射を担う重要な機能をもっている．

## B 検査法

### 1. 瞳孔検査

　虹彩の中央約3mm前後の円形開口部は瞳孔と呼ばれ，光に当たると収縮し，暗所では散大する．瞳孔には収縮のための括約筋と散大のための散大筋があり，括約筋は動眼神経核Edinger-Westphal核由来の副交感神経である毛様体神経節節後線維により支配される．散大筋は脊髄交感神経節節後線維により支配され，興奮・驚愕や暗所で散大する．この副交感神経（動眼神経の一部）と交感神経とのバランスをみるのが瞳孔検査である．検査前に点眼薬使用の有無を聴取し，緑内障などでの点眼に注意して，病的異常との鑑別をする．

　検査手順はまず① 瞳孔の形が正円であることを観察し，次いで② 左右差の有無（同大か不同）を確認する．通常，瞳孔は正円同大で，左右差は1mm以内，室内の明るさでは3mm前後であり，5mm以上は散大，2mm以下は縮瞳と診断する．③ 対光反射は十分な光量をもつ懐中電灯（商品名：Mini Maglite）を使用して，まず同側の直接反応で縮瞳の有無を，次に対側の間接反応である縮瞳も観察して，両眼の同大の縮瞳を確認する．

　対光反射に左右差のある場合（図2-12），健側に光を数秒当てた（Step 1）後に病側眼に光を移すと（swinging-flashlight test），わずかに収縮した後に逆に散瞳が起きる（Step 2）．さらに繰り返し右眼健側に光を当てると，迅速に縮瞳し（Step 3），対側（病側）に光を振ると散瞳することがわかる．これは相対的求心性瞳孔障害relative afferent pupillary defect（RAPD）と呼ばれ，散瞳する病側瞳孔はマーカス ガン（Marcus Gunn）瞳孔と呼ばれる．散瞳する病側の入力系である視神経病変（多くは球後視神経炎）が強く疑われる所見として重要である．

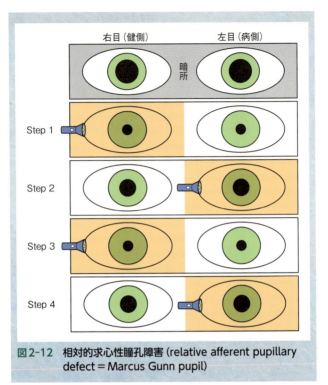

**図2-12 相対的求心性瞳孔障害（relative afferent pupillary defect = Marcus Gunn pupil）**

　対光反射がないか著明遅延例では，Argyll-Robertson瞳孔（梅毒性かまれに糖尿病性）か，強直性瞳孔〔アディー（Adie）瞳孔〕が考えられる．前者では瞳孔径が2 mm以下で不整で両側性，後者は瞳孔径が3 mm以上と大きく単眼性であり，近見で対光反射よりもはるかに縮瞳する特徴がある．また後者では，膝蓋腱，アキレス腱反射の低下・消失が合併するとAdie症候群と呼ばれる．最後にもう一つの動眼神経機能である④輻輳調節反応を検査する．患者に遠方視をしてもらい，次いで患者眼前に検者が示指を呈示して近見を促し，縮瞳の有無を観察する．

　瞳孔不同で一側が縮瞳する場合，交感神経支配の瞳孔散大筋障害が考えられ，ホルネル（Horner）症候群の部分症が疑われる．この場合は同側眼裂狭小（Müller筋麻痺による軽度下垂）や，同側顔面発汗低下などを確認して診断する．瞳孔を観察し

ていると，瞳孔径が変動する徴候が軽度の意識障害患者や健常者でもまれにみられるが，これは瞳孔動揺hippusと呼ばれる．

## 2. 外眼筋運動検査

眼球運動は動眼神経，滑車神経，外転神経の3脳神経が共同して行っている．第3脳神経：動眼神経，第4脳神経：滑車神経と第6脳神経：外転神経はともに眼運動性脳神経であり，通常はまとめて検査する（図2-13A）．

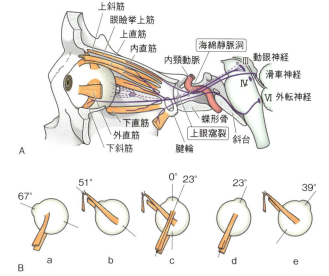

**図2-13 外眼筋とその神経支配経路**

A. 左眼の矢状断図で眼瞼挙上筋と6つの外眼筋の眼球付着部とその支配神経の走行路を示す．

B. 右眼の外眼筋と眼球付着部の関係を示す．aは右眼内転67°で直筋は視軸と垂直となり，上下運動への関与はなくなる（内転眼の上下運動で下斜筋，上斜筋の動きをみる）．bは上斜筋が滑車を通り眼窩内壁と成す角が51°であり，右眼内転39°で斜筋が優位の上転・下転が可能である（ただし上斜筋が下転，下斜筋が上転）．cは視軸（0°）と眼軸が23°ずれていることを示す．dは右眼外転23°で視軸と眼軸は一致して上下直筋が上下運動に強く関与することがわかる．eは右眼をさらに39°まで外転すれば斜筋は視軸と垂直となり，上下運動には関与せず上直筋・下直筋のみが上転・下転に関与していることがわかる（外転眼の上下運動で上下直筋の動きをみる）．

通常，外眼筋が1つでも障害されると，正常視力をもつ患者はただちに複視を訴える．まれに，幼児子供の場合は家族が両眼の位置（眼位）がずれていることに気づき受診することもある．眼科領域では斜視strabismusという用語が使われるが，神経学ではほとんど使用しない．ときに，両眼眼位が外方あるいは内方にずれていて複視をまったく訴えない場合には，先天性外（内）斜視という用語を使うことはあるが，神経内科では神経あるいは外眼筋麻痺を診断して記載するのが一般的である．

　複視を訴える患者からは，左右あるいは上下のどちらの方向注視で複視の幅が大きくなるかを聴取しておくと，診断の手助けとなる．

### Point　単眼性複視と両眼性複視

　複視を訴える患者には，片眼でも複視があるかどうかを問うことで単眼性複視と両眼性複視が区別できる．単眼性なら眼の疾患（屈折異常，角膜奇形，白内障，黄斑変性）が考えられる．両眼性なら外眼筋ミオパチー，重症筋無力症，第3・4・6脳神経の障害，中枢病変では核間性眼筋麻痺，注視麻痺，斜偏倚などが鑑別すべき病態としてあげられる．

　正面視で前方中央を見る（光学軸＝視軸）とき，眼窩内にある眼球（眼軸）とは外方23°のずれがある（図2-13Bc）．このため上下直筋，内外直筋以外にも上下斜筋の動きが眼球運動時の外眼筋の働きを複雑にしているが，眼位（光学軸）を変えることで斜筋および直筋の関与を外し（図2-13B），比較的容易にそれぞれの外眼筋麻痺を診断できる．

　正面視の後，左右側方視で外直筋，内直筋の麻痺の有無は診断される．次に上下を見てもらうことで，両側上直筋，下直筋の検査がほぼ可能となる．

**極意その9** さらに正確を期すためには，左右側方視で上下を見てもらうとよい．外転眼上下運動では上直筋，下直筋が，同時の内転眼上下運動で上方へは下斜筋，下方運動では上斜筋が関与していることを知っていれば，外眼筋麻痺は簡単に正しく検査できる（図2-14）．

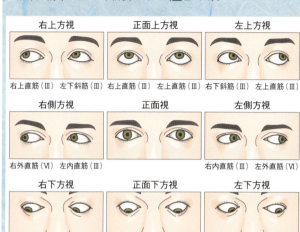

図2-14　眼球運動検査とそれぞれの眼位を司る外眼筋と脳神経

ただ，左右上下眼球運動では明らかな麻痺がみられないような軽症の患者が複視を訴えることもまれではない．注視時の眼位左右差からだけでは麻痺筋の把握ができない軽度麻痺の場合に役立つ検査に，赤ガラス試験がある．患者の一側眼前に赤ガラスを置き，ライトを左右に追ってもらう．赤色ライトと裸眼白色ライトの位置のずれが起これば複視が診断でき，左右注視で水平方向だけでなく上下にずれることが確認できれば斜筋，上下直筋の麻痺を考慮する（図2-15）．

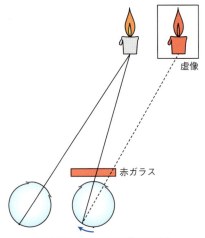

**図2-15 複視の赤ガラス試験**

- 複視が一側の外眼筋障害と考えられるとき,どちらの眼の障害かを決めることができる.
- 外眼筋麻痺のため動かない右眼で感じられる像(偽像)は,より外側に離れるのが原則.
- 非交叉性複視(実像とは交叉しない)は外転神経・・・外直筋.
- 交叉性複視(実像を超えて交叉する)は動眼神経・・・内直筋.
- 垂直注視も同じ原理.

>  **Point　赤ガラス試験の原理**
>
> 　右外転眼に赤ガラスを置いた場合,外転神経軽度麻痺があると外直筋は外転時に十分に外転できず,赤い虚像は網膜上中心窩黄斑部より内側に結ぶ.そのため,視野では実像より外側に見えることになり,非交叉性複視となるため(**図2-16A**),程度にもよるが正中視でも軽度の複視がみえることが多い.一方,赤ガラスのない左眼内直筋麻痺では,外側視標への左眼注視ができず,網膜上での白色ライト虚像が中心窩より外側に結ぶ.そのため,視野では実像よりさらに外側に複視が実像を超えてみられ交叉性複視となる(**図2-16B**).また,垂直方向での複視検査も,同様に赤ガラスをいずれかの眼前に置き,ライトを当て上下に動かすと,健常者では赤と白が重なり,複視の訴えはなく赤色ライトだけが見える(**図2-17A**).上方視で複視を訴える患者で,赤ガラスを右眼に置き,赤色ライトと白色ライトの位置を尋ねた場合,

赤色ライトが下，白色ライトが上ならば左眼上転が不十分であり，網膜上下に結んだ白色ライトは上方に虚像を結ぶ（図2-17B）．

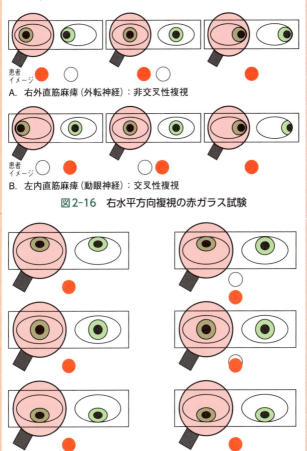

A. 右外直筋麻痺（外転神経）：非交叉性複視

B. 左内直筋麻痺（動眼神経）：交叉性複視

図2-16 右水平方向複視の赤ガラス試験

A. 健常者の垂直注視　　B. 左上直筋麻痺（動眼神経）

図2-17 上方向複視の赤ガラス試験

同じ外眼筋で眼球運動に関与しない上眼瞼挙筋は，動眼神経支配下で眼瞼挙上に関与しており，動眼神経麻痺で著明な眼瞼下垂を呈する．一般に動眼神経麻痺による眼瞼下垂は片側性，重症筋無力症などの筋原性眼瞼下垂は両側性にみられる．軽度の眼裂狭小を呈する交感神経支配上瞼板筋（Müller筋）麻痺（Horner徴候）や，高齢者にみられる余剰な上眼瞼皮膚皺による下垂とは鑑別すべきである．

　複視診断において臨床的に重要な事象として，外眼筋麻痺だけでなく中枢神経系内での眼筋支配脳神経核間の障害でも眼筋麻痺が起こることがあげられる（図2-18）．その代表は核間性眼筋麻痺internuclear ophthalmoplegiaである．側方共同注視の障害であり，側方視で外転眼に水平性眼振，内転眼の内転不十分で診断できる（図2-18A）．動眼神経支配による内直筋麻痺との鑑別は，輻輳が十分保たれることで可能である．

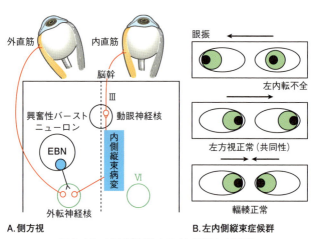

図2-18　核間性眼筋麻痺（内側縦束症候群）

外転神経核内には同側外直筋支配神経細胞と，対側動眼神経内直筋支配亜核とシナプスを形成する神経細胞（介在ニューロン interneuron）の二群があり，後者の対側上行経路は内側縦束 medial longitudinal fasciculus（MLF）と呼ばれる．この橋内側正中を上行するMLFの病変，主に脳底動脈傍正中枝領域梗塞，まれに多発性硬化症脱髄巣でもみられる核間性眼筋麻痺は，内側縦束症候群（MLF症候群）とも呼ばれる（図2-18）．

### 眼窩先端部の病変とその症候

外眼筋を支配する3つの脳神経（動眼，滑車，外転神経）は，脳幹を出たあとに中頭蓋窩を経由して，狭い上眼窩裂から眼窩内にまとまって入り，それぞれの機能する外眼筋に分布するため，眼窩先端部周辺の病変ではまとまった症候を呈する．また，眼窩中心には視神経が存在し，さらに眼窩先端部周辺には三叉神経第一枝も通過するため，この部位周辺に病巣をもつ特徴的な症候群である眼窩先端部症候群，上眼窩裂症候群や海綿静脈洞症候群を理解しておくと，症候からの局在鑑別診断に有用である．

眼窩先端部症候群ではすべての脳神経がまとまった状態にあるため，複数の外眼筋麻痺，Horner症候群，三叉神経第一枝（眼枝）領域知覚低下・疼痛に加え視神経障害による視覚障害がある（図2-19A）．原因としては転移性腫瘍，リンパ腫や真菌性感染（アスペルギルス，ムコール真菌症）がよく知られている．

上眼窩裂症候群は，蝶形骨大翼と小翼の間の狭い間隙を動眼・滑車・外転神経に加えて三叉神経第一枝，さらに涙腺神経，前頭神経，上眼静脈が通るため（図2-19B），この部位の病変で複数の外眼筋麻痺（動眼・滑車・外転神経麻痺）と三叉神経第一枝の障害がみられる．視力障害はないのが特徴であり，ある場合は眼窩先端部症候群である．

海綿静脈洞症候群は，中頭蓋窩でトルコ鞍外側に位置する三角形の海綿静脈洞内を通る内頸動脈以外に，外転・動眼・滑車神経も壁外側を通過して眼窩内に入り，さらに三叉神経第一枝も壁外側最下部を通過して角膜に分布するため（図2-19C），外眼筋麻痺，Horner症候群，三叉神経第一・二枝領域知覚低

下と痛みを訴える．病因としては脳内腫瘍である髄膜腫，下垂体腫瘍，リンパ腫や転移性腫瘍がみられ，また内頸動脈海綿静脈洞瘻も高率にみられる．まれにトロサ・ハント（Tolosa-Hunt）症候群，真菌性感染症，サルコイドーシス，ウェゲナー（Wegener）肉芽腫症（多発血管炎性肉芽腫症）などがみられる．

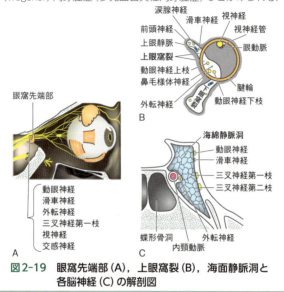

図2-19　眼窩先端部（A），上眼窩裂（B），海面静脈洞と各脳神経（C）の解剖図

# 4　第5脳神経：三叉神経

## A　基礎知識

　三叉神経は感覚運動混合脳神経であり，顔面の体性感覚（温痛覚，触覚，位置覚など）を司る以外に，運動機能として両側の側頭筋，咬筋，内外翼突筋を支配している．顔面からの体性感覚を担う知覚線維は，顔面上部と眼球周辺から眼窩裂を通る眼枝（第一枝，V1），顔面上顎部から正円孔を通る上顎枝（第二枝，V2），顔面下顎部から卵円孔を通る下顎枝（第三枝，V3）が集まっている．これらは三叉神経節を形成し，頭蓋底錐体骨先端に被さるように位置して，脳幹中脳・橋・延髄・頸髄の広範な核と繋がる（図2-20）．

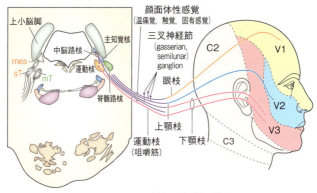

図2-20 三叉神経の解剖と機能

> **極意その11**　三叉神経運動核から出た運動線維は，三叉神経節へ入ると第三枝である下顎枝と同じ卵円孔から出て，咬筋を支配する．三叉神経の3末梢枝が頭蓋に出入りするそれぞれの部位（眼窩裂，正円孔，卵円孔）を記憶しておくと，頭蓋底病変の診断に役立つ．

　顔面知覚が異常となる病変部位には，末梢性三叉神経，脳幹内三叉神経核およびその上行枝である顔面視床路，さらに上位の後中心回体性感覚中枢がある．これら数カ所がありうることを念頭に置き，検査に入る．

## B 検査法

### 1. 顔面の温痛覚，触覚

　顔面の温痛覚，触覚について，末梢3枝の分布に従って第一枝から三枝まで，先を鈍磨した針か筆を用いて痛覚および触覚低下・消失の有無を調べる．三叉神経節より末梢病変なら，顔面知覚の分布に応じた知覚低下がみられる（図2-20）．脳幹内中枢病変では，中枢から頸髄までの長く広範に分布する核，およびその髄内枝からなる髄節性分布があるため，知覚が髄節分布に従って玉ねぎ状に障害される（図2-21）．

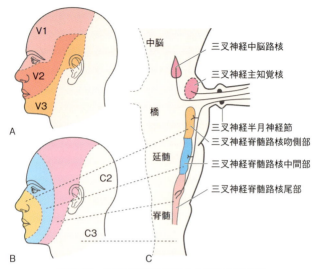

**図 2-21 顔面感覚の末梢性と中枢性神経支配**
A：末梢性分布（半月神経節支配）
B, C：脳幹髄節性分布（三叉神経脊髄路核支配）
（Das A, et al.：Neurology 77：e45-46, 2011 より改変）

## 2. 角膜反射

眼球角膜・結膜も第一枝支配であることから，角膜反射もみるべきである．

この反射の入力系は三叉神経第一枝（V1），出力系は顔面神経であり，その支配下の眼輪筋が収縮して瞬目する反射である．検査は通常，刺激としてティッシュペーパーの先をこより状にしたものか，脱脂綿のこよりを用いて角膜辺縁結膜に触れ，左右で閉眼に差がないかをみる．このとき，視覚刺激が入らないように患者に対側を向いてもらい，反対外側から触れることが必要である（図2-22A）．出力系末梢性顔面神経麻痺でも反射は消失することから，鑑別のために閉眼を指示して，検者が他動的に開眼できるかどうかをみる．

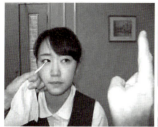 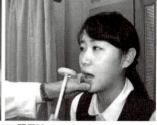

A 角膜反射   B 頤反射

図 2-22　角膜反射，頤反射の検査法

### 3. 三叉神経第三枝運動枝の検査

　患者に歯を食いしばってもらい，両側咬筋および側頭筋の収縮差の有無をみる．やや左右差がある場合には，患者に大きく開口してもらい一方に偏倚するかどうかをみる．疑わしいときには，下顎を左右に動かしてもらい，健側への動きの減少，消失がないかどうかを観察する．

### 4. 頤反射

　咬筋の関与する反射に頤反射がある．入力系は第三知覚枝（V3），出力系はその運動枝であり，健常者では反射はないか，あっても微かである．患者に軽く開口してもらい，頤部に検者が左母指か示指を横向きに置き，その上から右手でハンマーを軽く叩き下顎を下げる．このとき反射的に咬筋が収縮して下顎が上昇するかどうかを左手で感じ，また観察して，明らかに上昇がみられれば反射亢進と診断する（図2-22B）．これは三叉神経運動核（橋中部）より吻側の皮質延髄路・脊髄路病変を把握する検査であり，三叉神経の固有感覚および運動が保たれていることを意味する．必ずしも全例に行う検査ではないが，運動および認知・情緒障害などの両側前頭葉障害が疑われる場合には必須の検査である．

## 5 第7脳神経：顔面神経

### A 基礎知識

　顔面神経は，顔面の主要な運動である表情筋，顔面筋と，ヒト最小の骨格筋である耳小骨鐙骨筋，および舌前2/3の味覚，唾液腺・涙腺を司る感覚運動混合神経である．その運動枝は橋下部被蓋の運動核から第3脳室傍正中底部にある外転神経核を内方から迂回し，橋延髄移行部から脳幹を出て髄外枝となる．そして茎乳突孔を出て顔面末梢に及び，三叉神経支配の側頭筋，咬筋，内外翼突筋を除く顔面筋，主にヒト特有の表情筋，頬筋，前頭筋，眼輪筋，口輪筋および広頸筋を支配しているが，途中で中耳の鐙骨筋を支配している（図2-23）．顔面神経核は運動核，上唾液核，孤束核からなり，それぞれ橋下部の腹外側被蓋にある．その髄内運動枝は内背側に走り，第4脳室底にある外転神経核を内方から迂回して外側を通り，橋延髄移行部から脳幹を出て膝神経節を形成通過して鐙骨筋，前頭筋，眼輪筋，頬筋，口輪筋と広頸筋などの運動を支配する．この内前頭筋は両側運動野から核上支配を受けている．耳小骨の一つで

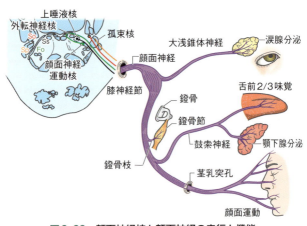

**図2-23　顔面神経核と顔面神経の走行と機能**

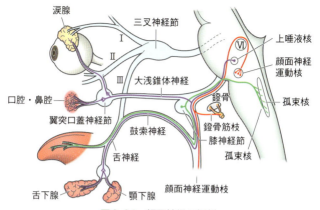

**図 2-24 顔面神経の解剖**
(Carpenter MB : Human Neuroanatomy. 1976 より改変)

ある鐙骨の動きを支配する鐙骨筋は顔面神経支配であり，この麻痺により鐙骨の張力がゆるみ聴覚過敏をきたす．上唾液核から出た髄内枝は中間神経の一部となり，翼突神経節を通過して大浅錐体神経となり，涙腺を支配する．また下方に伸びた枝は鼓索神経となり，顎下腺唾液分泌を支配する（図 2-23, 24）．一方，特殊内臓入力系線維は舌前 2/3 の味覚を感じ，鼓索神経を介して中枢に入り，孤束核へと味覚情報をもたらす（図 2-23, 24）．

## B 検査法

### 1. 顔面運動検査

患者の前に座り，まず顔面の全体の非対称性を確認する．また，瞬目を会話中に観察してその頻度，速さの左右差，顔のしわ，特に鼻唇溝を見て非対称性があるかどうかを確認する．次いで前頭筋のしわ寄せをしてもらい，左右差を確認する．両眼を固く閉じてもらい，検者が無理に開眼できるかを左右で確認する．同様に口角を横に広げてもらい，その左右差を確認し，口を強く閉じてもらって上下唇を検者が強制的に開けることができるかどうかをみる．同時に両側広頸筋の収縮も観察する．

顔面上部の前頭筋・口輪筋は，両側運動野からの核上支配を十分に受けていることから，一側核上病変では対側麻痺がほとんどみられない．一方，顔面下方筋群はほぼ片側対側支配のため，核上病変により対側顔面下半分の麻痺が目立つ上位運動ニューロン型（中枢型）顔面麻痺となる．脳幹から髄外に出た顔面神経の障害では，病側の上下顔面筋（前頭筋，眼輪筋，口輪筋，広頸筋）がすべて麻痺する末梢型顔面麻痺がみられる．

> **極意その12** 中枢病変で脳幹内顔面神経核あるいはその髄内枝が障害される核性・核下性病変では，末梢神経病変と同じ片側顔面麻痺が上下ともみられる．これは，"いわゆる末梢性顔面麻痺"を呈する下位運動ニューロン型（末梢型）顔面麻痺である．"いわゆる末梢性顔面麻痺"では，末梢性病変だけではなく脳幹内顔面神経核性およびその髄内枝病変（核下性病変）でもみられることに留意したうえで，混同しないために中枢性，末梢性という解剖学的記載を避け，中枢型顔面麻痺central type facial palsyと末梢型顔面麻痺peripheral type facial palsyとすべきであると筆者は考えている．
>
> 軽度の顔面麻痺では非対称性も軽度であり，以前に撮影された免許証の写真などと比較することで診断できることもある．

## 2. 味覚検査

味覚検査は顔面神経，特に鼓索神経分枝より中枢側病変の検出に有用である（図2-23, 24）．通常，甘味は砂糖，塩味は食塩，酸味は食酢を使用する．水に浸した綿棒の先にこれらの味をつけ，舌の前2/3の外側縁に触れて，左右の味覚をそれぞれ感知したかを検者に相槌，あるいは挙手で伝えてもらい，その後に味は何かを言ってもらう．あまり水分が多いと対側にまで拡散し，病側味覚障害を正しく検出できないことがあるため注意を要する．舌の後方1/3の味覚は舌咽神経支配であるが，実地臨床では正確に検査できないため行わない．

# 6 第8脳神経：内耳神経

## A 基礎知識

　第8脳神経である内耳神経は，聴覚を司る蝸牛神経と平衡感覚に関与する前庭神経からなる．音刺激が外耳道を通過して鼓膜に達すると，耳小骨を介して内耳蝸牛に到達した振動は蝸牛管内リンパ液に波動を与え，コルチ器官有毛細胞をなびかせて脱分極あるいは過分極し，電気信号に変えられて中枢神経内へと情報を送る．脳幹に入った電気信号は腹側・背側蝸牛神経核に入り，主な信号を原則対側へ送り外側毛帯となり，内側膝状体を通り最終的に対側側頭葉聴覚野ヘシル横回へ送ることで，聴覚を感じることとなる．その内容の把握は，ヘシル横回に隣接する聴覚連合野であるウェルニッケ野 Wernicke's 野と連絡することで可能となる．

## B 検査法

### 1. 聴覚検査法

　患者の訴えは主に聴覚低下（難聴）であるが，しばしば耳鳴としての訴えもある．難聴には伝音性難聴と感音性難聴がある．前者は音の機械的振動を増幅して蝸牛へと伝えることができない難聴で，外耳，中耳の耳鼻科疾患（外耳道狭窄，耳垢閉塞，鼓膜肥厚など）で起こる．後者は蝸牛感覚有毛細胞およびその中枢側蝸牛神経障害で起こる．

　検査は訴えが一側性か両側性かを問診して，まず音声言語聴力を検査する．患者の一側の耳元で，異なる2桁の数字を数個囁声で聞かせ（例えば24，86，92，45など），同時に他側の耳介を検者の手掌で覆い擦りながら検査する．左右別々に行うことで，音声言語聴力の異常の有無が診断できる．次に音叉による検査であるが，振動覚をみるC音叉（128～256 Hz）を避けて，聴覚用高音C2音叉（512 Hz）を使用する（**図2-25**）．

　音叉による聴覚検査にはWeber試験とRinne試験がある．Weber試験では，振動するC2音叉を前頭部中央に当て，どち

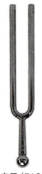

C2音叉(512 Hz)

**図2-25 聴覚用の音叉(C2かC3)**

らの耳で骨伝導bone conduction(BC)による振動音がよく聞こえるかを質問する．片側性難聴患者で難聴側に偏れば伝音性，健側に偏れば感音性と診断できる．Rinne試験では，振動するC2音叉基部を患側耳の乳突蜂巣突起部に当て，まず骨導聴取ができなくなった時点で音叉を患側耳外耳孔1〜2 cmに近づける．このときに気導air conduction(AC)による振動で聴取可能かどうかを調べる．健常者と感音性難聴では，気導が骨導より長く(AC>BC)聴取できる(Rinne試験陽性)．伝音性難聴では骨導が気導と同じか，より長く(BC≧AC)聞こえる(Rinne試験陰性)．

## 2. 平衡感覚検査法

　前庭神経は我々の姿勢平衡感覚を司る神経である．前庭神経の障害により自身，あるいは外界が回ると感じる不快な錯覚が回転性めまいであり，何となく浮いた感じがする，重心がとりにくいという訴えがめまい感・ふらつきである．我々の平衡感覚は前庭神経系だけでなく，脊髄系固有感覚(深部感覚)および視運動系と密接に関連した統合的感覚であり，脊髄系・視運動系感覚と前庭感覚とのミスマッチがめまい・平衡障害を起こす．

　前庭系平衡感覚の末梢受容器は，内耳迷路にあり角加速度を受容する三半規管と，直線加速度を感受する耳石器(球形嚢saccule，卵形嚢utricle)である．それぞれの末梢受容器にある

内リンパ液に浸された有毛細胞が,頭部の回転性,直線性の動き・傾きによるリンパ液の流動に呼応して,電気信号を中枢側(前庭小脳,視床腹側外側核群,頭頂葉・島前庭皮質野)に送ることで,姿勢・平衡感覚を維持している.前半規官,外側半規管,卵形嚢と球形嚢の一部からの前庭情報は上前庭神経により中枢側に送られる.後半規官と球形嚢からの前庭情報を中枢に運ぶのは下前庭神経である.

平衡感覚検査は通常の検査では省かれることが多いが,めまい・ふらつきや運動失調を訴える患者,眼球運動検査で眼振のみられた患者ではしっかりと検査する.

### a. 平衡感覚検査

一側前庭迷路の機能障害(前庭脊髄路系)による偏倚をみる検査である.その代表は福田足踏み試験Fukuda's stepping testで,患者に閉眼で上肢を前方拳上してもらい,足踏みを100歩指示して偏倚をみる.90°以上の回転偏倚があれば陽性であり,偏倚側の前庭障害が疑われる.筆者は簡便法として,50歩で30°以上の偏倚を異常としている.この際,片側小脳障害でも同様の偏倚がみられるため,他の小脳検査で鑑別する.この足踏み試験は欧州ではUnterberger's testと呼ばれることもある.またバラニー(Bárány)指示試験(past-pointing test)も偏倚をみる検査として使われる.一側上肢を高く上げて前方水平位に戻す動作を繰り返したのち,患者に閉眼を命じて同じ動作を数回繰り返してもらう.両側試験とともに,前庭迷路か小脳の障害では病側に偏倚することで診断する(図2-26).

両足を平行にしてつま先・踵をつけて立つロンベルグ(Romberg)試験,そのより鋭敏な変法であり,一直線上に踵とつま先をつけて立つtandem Romberg試験(わが国ではしばしばマン(Mann)試験と呼ばれる)では,まず開眼した状態で安定立位がとれるか,可能なら閉眼にて平衡が乱れるかどうかをみる.開眼時には安定しているが閉眼で不安定なら,脊髄・末梢神経性(固有感覚)障害か前庭性障害が疑われる.最初から開眼でも実行が不可能であるのは原則的には小脳徴候であるが,両側性前庭障害でも同様の症状がみられる.

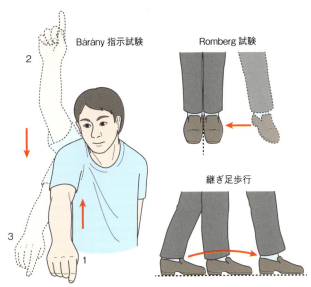

**図2-26　ベッドサイドの前庭脊髄系検査**

## 一口メモ　「Mann試験」は外国では通じない！

わが国では頻用され教科書にも記載のあるMann試験について，その原著などを種々探索したところ，北里大学名誉教授徳増厚二先生が米国の単行本，Fisher J：The Labyrinth；Physiology and Functional Tests. Grune & Stratton, 1956.にMann's (tandem) testとして記載のあることを見つけてくださった．その記載は足をtandemにおく "the position of Mann" とあり，これが我々の使うMann試験である．この教科書に原著の記載があり，1) Mann L：Neurol Centralbl. 31：1356, 1912，2) Mann L：Monatsschrift für Psychiatrie und Neurologie, 15：409-19 とあった．この両論文を読んでみたが，Mann試験に関する直接の記載はなかった．しかし1)の論文のタイトルは "Über die galvanische Vestibularreaktion." であり，その中ではガルバニー電流刺激による前庭検査で両足を平行にくっつけて立たせて刺激検査するよりは，両足を前後にtandem位にした立位で施行するほうが，より簡単に反応を誘発できるとしている．

> "Mann試験"というのは，この電流前庭刺激検査の立位での足の置き方を取り込んで命名されたもののようである．米国でトレーニングを受けた筆者も聞いたことはなく，日本へ帰って初めて学んだ冠名術語であった．米国で有名なDeJongの教科書 "The Neurologic Examination"には引用がなく，またイギリス，オーストラリアでは使われたことがないことは英国Queen Squareで長く研鑽された現シドニー大学神経耳科Halmagyi教授から確認している．さらにお膝元のドイツでも，ミュンヘン大学教授でめまい専門の神経耳科医Thomas Brand先生はMann試験なる冠名術語は聞いたことはなく，tandem standing testとかverschärfter (sharpened) Romberg testを使っているとのことであった．国際的にはMann試験Mann's testは通用しないことを知っておくべきであろう．

## b. 眼振検査

### ①基礎知識

めまいを訴える患者や，側方あるいは垂直方向注視障害のある患者では必須の重要な検査である．特に，回転性めまい（真性めまい）を訴える患者の病因は末梢あるいは中枢性前庭機能障害であるが，眼振検査を注意深く行うことで末梢か中枢かの診断は比較的容易にできる．そのため本検査をマスターすることが良い神経内科医になる秘訣でもある．一方，非回転性めまいは嘔気・嘔吐などの自律神経症状を欠き，めまい感，偽性（仮性）めまいとも呼ばれ，その病因は多様である．不安神経症やうつを基盤とする心因性浮動感，視力低下や深部感覚低下に基づく高齢者浮遊感，起立性低血圧のpresyncopeなどの病因がある．また，回転性めまいの回復期にもみられる．そのため，検査前の問診でめまいが回転性なのか非回転性なのかを確認してから眼振検査を行う．また，めまい持続時間の問診も診断に極めて有用であり，数日間も持続する回転性めまいは，中枢疾患では脳幹梗塞・出血，末梢疾患では前庭神経炎である．さらに，半日の経過で軽快して回転性めまいがおさまるのは若年でみられるメニエール病であり，起床時あるいは頭位・姿勢変換時に限り一過性に起こるのは，良性発作性頭位めまい症と推測される．眼振の記載法を**図2-27**にあげる．

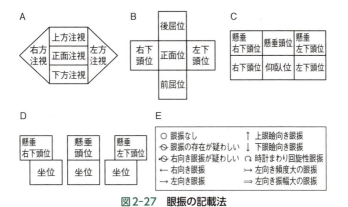

図2-27 眼振の記載法

### ②検査法

　患者と対座して正面注視を指示し，左右・上下の自発的眼球運動の有無を観察すると，健常者では注視が持続するのに対して，まず自然に両側眼球が緩徐に水平あるいは垂直方向に流され（緩徐相），次いで反対側に急速に両眼球が戻る（急速相）異常眼球運動を，眼振という．緩徐相で始まり，補正のための速い衝動性眼振運動で戻る急速相からなる異常眼球運動が，律動性眼振jerky nystagmusと呼ばれる，前庭系障害でみられる症候である．眼振の方向は慣例として，急速相の衝動性眼運動の方向で表現されるため，前庭病変で偏倚する方向とは逆になることに注意する．往復ともに同じ速度を呈す振子様眼振pendular nystagmusが視覚系障害（視力低下，脱髄性視神経炎，先天性）でみられることがあるが，これは前庭障害ではみられない．また，眼振と似た異常眼球運動として，正常な眼球運動の最中に勝手に衝動性眼球運動の侵入（saccadic intrusion）がおこる眼球粗動，眼球ミオクローヌス，矩形波眼球運動square-wave jerks, macrosaccadic oscillationなどがあり，これもまれにみられる症状である．

正面視で両眼球が一側に流されるのが眼振であり、これを眼振ありとして記載するのはよいが、これだけの記載では末梢あるいは中枢病変の診断にはほとんど役立たないことを知っておくべきである.

次のステップでは、眼位を変換することで、眼振の方向が常に左右のいずれかに固定されている方向一定性眼振であるかを検査する. どの方向視でも一定の水平・回旋混合性眼振であれば、眼振の方向とは反対側の末梢前庭障害が考えられ(図2-28A)、前庭神経炎、メニエール病、突発性難聴のいずれかが疑われる.

末梢性眼振は固視により眼振が減弱抑制されるため、凸レンズで固視をできなくして検者側からは拡大像がみられるフレンツェル(Frenzel)眼鏡を使用することで、診断しやすくなる. また、頭位変換を行い懸垂頭位ではじめて誘発される眼振は頭位眼振、頭位変換時に起こる眼振は頭位変換眼振と呼ばれる(図2-28B). これは良性発作性頭位めまい症の診断に役立つ

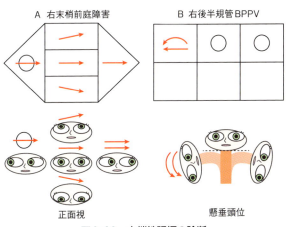

図2-28 末梢性眼振の診断

検査手技で,Nylen-Bárány試験,Dix-Hallpike試験と呼ばれる(**図2-29**).

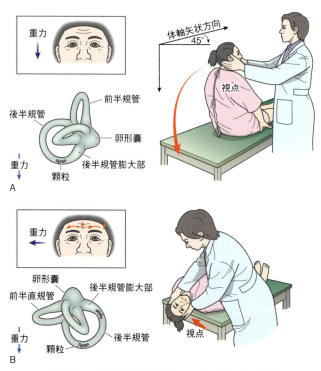

**図2-29 頭位変換眼振検査法:Dix-Hallpike試験**
(Furman JM, Cass SP:Benign paroxysmal positional vertigo. N Engl J Med, 341:1590-1596, 1999より)

##  Point　注視眼振の機序

　正面視では眼振が認められないが，側方注視でのみ注視方向向きの眼振がみられる場合は，注視眼振（あるいは注視保持眼振 gaze holding nystagmus）と呼ばれる．これは中枢神経内に病変がある中枢性眼振であり，これだけで中枢神経疾患を証明する症候である．神経内科医として絶対に知っておくべき重要な眼振であり，耳鼻科疾患でないことの裏付けとなる（図2-30）．

　注視眼振の起こる機序としては，我々の外眼筋を支配する眼運動神経核は眼位を偏倚させるだけの役目しかもっておらず，眼位を外転，内転位に保つジェネレーターとしてのエネルギーはもち合わせていない．この役目をもつ解剖部位は脳幹内に別に存在しており，神経積分器 neural integrator と呼ばれ，前庭神経内側核，舌下神経前置核および前庭小脳（主に片葉）がその役目を果たしている．そのためこれらの部位のいずれかが障害されると，注視はできてもその位置に眼位を保つことができず，眼球は正中位に戻り，その補正として側方へ偏倚する往復運動を繰り返し，注視眼振となる．

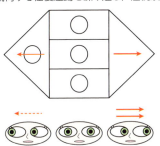

図 2-30　中枢性眼振の代表である注視眼振の診断

### Point 中枢性眼振とその責任病変部位

いかなる眼振かの見極めができれば，めまいの原疾患が末梢性か中枢性かの診断が可能である．次の眼振があれば中枢性であり，責任病巣も類推できる．

- 注視眼振（gaze-evoked） ……………………… 脳幹・小脳
- 反跳眼振（rebound） …………………………… （同　上）
- ブルンス（Bruns）眼振（gaze-paretic） …… 小脳橋角部
- 下眼瞼向き垂直眼振（downbeat） …………… 片葉・小節・前庭神経核
- 上眼瞼向き垂直眼振（upbeat） ……………… 延髄・橋被蓋・上小脳脚
- 回旋性眼振（torsional） ……………………… 延髄外側
- 周期性交代性眼振 ……………………………… 小節・小脳垂・延髄
- シーソー眼振（seesaw・hemi-seesaw） …… 間脳・延髄外側

末梢性眼振とされるのは方向一定性水平・回旋性眼振であり，前庭神経炎，メニエール病，突発性難聴でみられる．頭位変換で方向交代性眼振，純回旋性眼振がみられれば良性発作性頭位めまい症が診断できる．

## c. 頭位変換眼振・頭位眼振検査法

坐位正面視や側方注視では眼振がみられず，めまいも訴えない患者で，病歴に頭位や姿勢変換に際しめまいがあった場合に行うべき検査は，頭位変換および頭位眼振検査法である．

**極急 その14**　頭位変換眼振をみる検査法で，後半規管型良性発作性頭位めまい症を診断する．この検査には古くからNylen-Bárány試験やDix-Hallpike試験がある．患者にベッド上に座ってもらい，急速に懸垂頭位に，また懸垂頭位から坐位に戻した動的状態直後の眼振をみる．さらに座位で，頭位を左右に45°回転した状態で懸垂頭位までに動かして，動的状態で眼振の有無をみる（図2-29）．水平回旋性眼振が頭位の地面に近い下方向（向地方向geotropic）に急速相がみられる方向が，病側（右）となる（図2-28B）．末梢性眼振には何度も行うと眼振誘発に疲労がみられ，徐々に誘発不能となるという特徴があるが，

中枢性病変による眼振は易疲労性ではないため，何度でも誘発可能である．

### d. 温度眼振検査法

外耳道に冷・温水を注入して内耳を刺激し，その温度差から内リンパ流を誘発して眼振を観察する方法である．外来で行うには煩雑な検査であるが，耳鼻科外来には温度調節を空気で行う機器が備えられており，容易に行うことができるため，末梢迷路病変の診断には不可欠な検査である．その簡易法としては，臥位で頭位を30°挙上し外側半規管を垂直位に近くして，半規管内リンパ流の上下の流れの良い頭位で，一側外耳道に20℃の水を5 mL注入する．このときの眼振が誘発されるまでの時間，消失するまでの時間（通常3分以内）を測定する．注入側に緩徐に偏倚してすぐに対側に急速に戻る眼振がみられるはずであるが，偏倚も眼振もみられない場合には半規管麻痺であり，注入側迷路障害が診断される．上前庭神経が主病変と考えられる前庭神経炎の診断に極めて有用である．

その15

このやや厄介な試験に代わるものとして，神経耳科を専門とする神経内科医Michael Halmagyi教授と基礎科学者Curthoysにより考案された，神経内科医に有用な実地手技にCurthoys-Halmagyi試験（Head impulse test）がある．まず坐位にて患者の頭部を両手で支え（図2-31A），患者に検者の鼻を見るよう指示したのち，患者の頭部を右または左に激しく回転して前庭眼反射vestibulo-ocular reflex（VOR）の動きを観察する．患側への頭部回転では，VOR欠如から対側への眼球偏倚が円滑に行われず，途中で中断し，再固視の衝動性眼運動が二段構えでみられる（図2-31C）．健側への頭部回転ではVORは健常であり，極めて円滑に一度だけの眼球偏倚がみられる（図2-31B）．本法に習熟すれば，外来でも病棟でも何の道具も使わずVOR検査が簡単にできるようになる．末梢性迷路障害の診断には極めて有用であり，是非習得していただきたい．

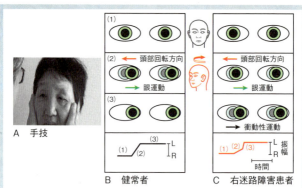

**図2-31** Curthoys-Halmagyi試験(head impulse test 頭部衝動試験)

意外に広くは知られていないが,高磁場MRI(3〜7T)で撮像中に,患者やそばにいる技師がめまいを感じることがある.これを詳細に観察すると水平性眼振がみられることは,正常な現象として一部ではよく知られている.これは,迷路内リンパ液と静的高磁場の相互作用によるLorentz forceによりイオン電流が発生して,内耳を興奮させるためであり,患者には内耳が健常であり病的でないことを伝えたい.ちなみに迷路機能の廃絶した患者ではみられない現象である.また,現場の技師は徐々に慣れると話している.

## 一口メモ 前庭誘発筋電位(VEMP)による機能検査

前庭神経機能のベッドサイド試験以外に,簡単な機器(筋電系で誘発電位が測定できる)を必要とする詳細な検査法として,頸筋で記録される新しい前庭誘発筋電位 vestibular evoked myogenic potential (VEMP=cVEMP) がある.1992年にColebatch JGとHalmagyi GMにより最初に報告されたVEMPは,音刺激誘発性の短潜時胸鎖乳突筋誘発電位で聴力とは関係がなく,前庭神経切断により消失することから前庭神経機能検査の一つとされるようになった.現在では,球形嚢saccuieがわずかに感じている音刺激が下前庭神経を介して外側前庭神経核に伝えられ,さらに前庭脊髄路を介して副神経に伝わり胸鎖乳突筋収縮が起こるとされ,下前庭神経か球形嚢の特異的機能検査

と考えられている（図2-32）．さらに，骨伝導振動により眼窩下部で記録される下直筋・下斜筋誘発のocular VEMP（oVEMP）を記録することで，卵形嚢，上前庭神経の機能診断もできるようになり，臨床的にも使われている．VEMPは耳石器と上，下前庭神経の機能が診断できる新たな検査法として登場してきたのである．

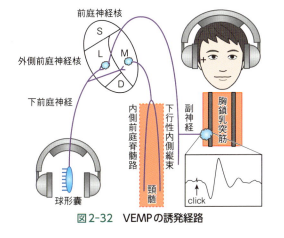

図2-32　VEMPの誘発経路

## 7　第9脳神経：舌咽神経および　　第10脳神経：迷走神経

### A　基礎知識

口腔内の前方硬口蓋の奥には，軟部組織である軟口蓋，口蓋垂，口蓋帆および咽頭後壁があり，開口にてすべてが直視可能である．さらにこの奥には喉頭が存在するが，肉眼では観察できない．これらのすべての運動感覚を支配する神経が，舌咽神経と迷走神経である．この両者は鰓弓発生であり，形態面および機能面で密接な関係をもち，さらにはともに経静脈孔から頭蓋外へ出る脳神経であるため，通常は一緒に検査される．

舌咽神経は本来は感覚神経であり，咽頭後壁の温痛覚，後頭蓋窩硬膜の感覚および舌後1/3の味覚を支配している．それに

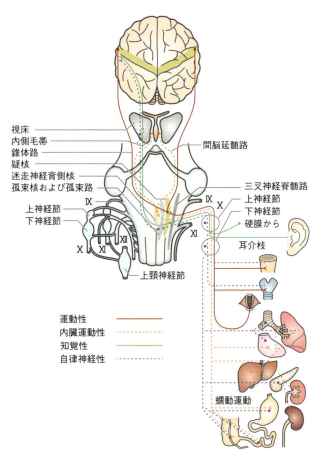

**図2-33 迷走神経系路**

加えて、わずかに運動機能として茎突咽頭筋を支配し、上咽頭収縮に寄与しているが、それ以外は迷走神経が軟口蓋・咽頭・喉頭運動をすべて支配している。迷走神経の脳幹内の核は延髄疑核と迷走神経背側核で、これらが口腔内運動を司り、喉頭輪状甲状筋以外の喉頭筋はその分枝反回神経が支配している。さらに迷走神経は、副交感性自律神経として心臓枝、気管支および胃・肝臓・腹腔枝からなる腹腔神経叢を形成して機能している（図2-33）。このように別々の脳神経ではあるが、両神経は

70

ともに口蓋・咽頭の機能に関係しており，その障害は両者が混合して現れることが多く，個々を明確に区別することも難しいため，検査においては両神経を一緒に観察する．

## B 検査法

### 1. 軟口蓋・咽頭検査

患者に開口してもらい，「アーアー」と発声してもらう．このときの軟口蓋・口蓋弓の動き，口蓋垂の偏倚の有無を観察する．一側麻痺では軟口蓋・口蓋弓の挙上は健側のみであり，口蓋垂も健側に偏倚する．

### 2. 嘔吐反射（咽頭反射）

舌圧子で咽頭後壁・咽頭扁桃を左右別々にふれると，健常者では咽頭筋が収縮して「オエ」と発声する嘔吐現象が反射としてみられる．入力系は咽頭後壁の感覚を司る舌咽神経，出力系は咽頭筋を司る迷走神経である．一側のみで低下していると嘔吐反射はみられず，舌咽・迷走神経のいずれかあるいは両者の障害が考えられる．その場合には閉眼開口してもらい，舌圧子の触れを感じるかどうかを聴取して，咽頭壁触覚が残存しているか調べることも可能である．

### 3. 喉頭検査

患者の声がしわがれ声（嗄声）であれば声帯麻痺が疑われ，反回神経麻痺の有無が重要となる．しかし，これは喉頭鏡がないと観察できないため，耳鼻科での検査を要する．

## 8 第11脳神経：副神経

### A 基礎知識

副神経は，疑核内にある神経細胞からの頭蓋根と，第二頸髄から第六頸髄前角細胞までの脊髄根からなる純運動性脳神経である．舌咽・迷走神経とともに頸静脈孔から頭蓋外へ出て，僧

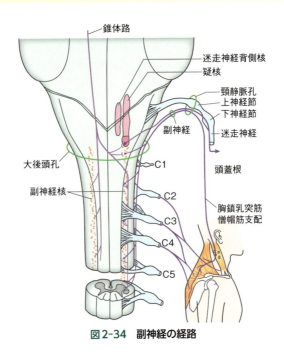

図2-34 副神経の経路

帽筋と胸鎖乳突筋を支配する(図2-34).

## B 検査法

### 1. 僧帽筋検査

　僧帽筋の筋力テストをするわけであるが，まず僧帽筋の萎縮が左右にないかを視診で観察する．筋束の大きさだけで判断してしまうと，物を担ぐ筋肉労働者では利き肩で著明な肥大があることがあるので注意する．次いで患者には両肩をすくめるように挙上してもらい，検者はこれに抗して，その抵抗の程度から診断する．通常は，挙上された肩を押し下げることはできない．

### 2. 胸鎖乳突筋検査

　左右の胸鎖乳突筋の筋束を触知してから，患者に頭頸部を右に回転するように指示する．このとき検者は患者右顔面に左手を当て，患者の右回転に抗して圧迫しながら，患者の左胸鎖乳

突筋の収縮力を触診する.次に,同様に左頭部回転で右胸鎖乳突筋を触診して左右差,萎縮の程度を診断する.検査したい胸鎖乳突筋の側と反対方向に向かせて行うのが,正しい検査法である.

## 9 第12脳神経：舌下神経

### A 基礎知識

延髄舌下神経核から出た神経線維は,両側の舌下神経管から頭蓋外に出て舌筋を支配する純運動脳神経である.それぞれの舌下神経は,舌を前方に挺舌するオトガイ舌筋を支配している(図2-35A).

### B 検査法

まずは舌の視診から,舌辺縁の萎縮および線維束性攣縮の有無を観察する.次いで挺舌してもらい,偏倚の有無をみることで偏倚側の障害が診断される(図2-35B, D).両側麻痺があると挺舌はまったくできなくなり(図2-35C),また下位運動ニューロン障害では必ず線維束性攣縮がみられる.

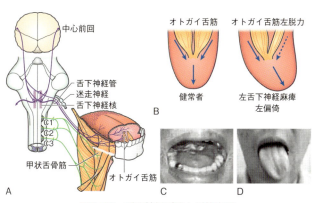

図2-35 舌下神経系路と舌筋支配

## 文 献

1) von Soemmerring ST : De basi encephali et originibus nervorum cranio egredientium libri quinque. Gottingen, 1778.
2) O'Rahilly R : On counting cranial nerves. Acta anat, 133 : 3-4, 1988.
3) Davis MC, Griessenauer CJ, Bosmia AN, et al. : The naming of the cranial nerves : historical review. Clin Anat, 27 : 14-19, 2014.
4) Roberts DC, Marcelli V, Gillen JS, et al. : MRI magnetic field stimulates rotational sensors of the brain. Curr Biol, 21 : 1635-1640, 2011.
5) Ward B, Zee D : Dizziness and vertigo during MRI. N Engl J Med, 375 : e44, 2016.
6) Colebatch JG, Halmagyi GM : Vestibular evoked potentials in human neck muscles before and after unilateral vestibular deafferentation. Neurology, 42 : 1635-1636, 1992.
7) Rosengren SM, Todd NPM, Colebatch JG : Vestibular-evoked extraocular potentials produced by stimulation with bone-conducted sound. Clin Neurophysiol, 116 : 1938-1948, 2005.

# 3 運動系のみかた

## A 基礎知識

　我々の運動は，原則として随意運動も不随意運動も大脳皮質運動野の上位（第一次）運動ニューロンと，その支配を受ける下位（第二次）運動ニューロンにより行われている．解剖学上，前者は皮質延髄路，皮質脊髄路を成し，後者は脳幹運動核と脊髄前角細胞およびその軸索から成る神経根・末梢神経を成し，最終的に運動効果器である種々の横紋筋に分布して筋収縮を起こし，運動機能を果たしている．しかし，ヒトの行う巧妙精緻な運動はそれに加えていわゆる錐体外路系と呼ばれる基底核，さらに小脳および感覚連合野からの情報を運動高次連合野（補足運動野など）の機能と統合することで成就されている．これらが障害されることで，随意運動に異常をきたし不随意運動をも起こすわけである．運動行為の発現に関連する脳内情報のネットワークは，決して皮質運動野だけの機能によるものでない．そのため，最近ではその統合を受け持つ皮質感覚運動野 sensorimotor area なる概念を念頭に置くことが重要になってきた（図3-1）．

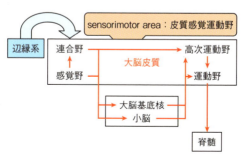

図3-1　運動行為発現のための脳内情報ネットワーク

この複雑な運動機能検査では，単に筋力テストをすればよいというわけではなく，検査の順番がある．まず① 視診　② 触・打診　③ 筋トーヌス検査　④ 機能的検査　⑤ 筋力検査のステップを踏んで，筋の脱力を訴える患者にあたる必要がある．

　また運動系の異常として，過多な不随意運動をみることも神経学的検査では重要であり，分類を含めて概説する．

## B 検査法

### 1. 視　診

　上下肢の検査では，まず上肢，次いで頸部，体幹，最後に下肢をみる．肢位・姿勢の異常，変形も同時に観察し，麻痺による痙縮，基底核障害による筋強剛などに基づく運動障害を前もって予測する．筋のわずかな単収縮twitch，振戦あるいは筋が波動のようにゆっくりうごめくミオキミアmyokymiaや不随意運動を観察する．次いでそれぞれの筋，筋群の筋束を見極めて萎縮，肥大がないかを左右を比較して視診するとよい．ときには，メジャーで上下肢の左右同部位の周囲径を測り比較することもある．背側骨間筋，肩帯筋や大腿筋では特に線維束性攣縮がみられることがあり，これは下位運動ニューロンの障害を疑う所見として重要である．

### 2. 触・打診

　患者に坐位で膝の上に手を置いてもらい，リラックスしてもらった状態で筋群を触診する．一般的には筋群に触れてみると一定の緊張感があり，まったく抵抗のないブヨブヨ感はない．運動機能障害の患者で，特に炎症性筋疾患（多発筋炎，皮膚筋炎）の患者では，上下肢近位筋を触って押してみると圧痛を訴えることがある．

　まれな筋疾患として，甲状腺機能低下による近位筋脱力と筋肥大のみられるホフマン（Hoffmann）症候群がある．この筋疾患では，弛緩した肥大筋を叩打すると，その部位の筋が数秒間膨隆して盛り上がる現象がみられる．これは筋膨隆現象mounding phenomenonと呼ばれ，疾患特異性がある．

>  **Point** 筋強直の検査
>
> 近位筋優位の脱力・萎縮があり筋疾患が疑われる患者では，"筋強直"myotoniaをみておく必要がある．思いっきり手を握ってもらったのち，急に手を開くように指示すると手を素早く開くことができない(把握性筋強直)．この現象がみられたら，患者の母指球をハンマーで叩打して母指内転が起こる叩打性筋強直も同時に確認する．この筋強直は，舌圧子を舌の下に置き，舌をハンマーで軽く叩打しても確認できるが，この検査はやや侵襲的である．

## 3．筋トーヌス検査

通常，骨格筋はリラックスした状態であっても，筋紡錘の弛緩延長した状態からIa線維を介した脊髄反射によって一定のトーヌスを保った状態にある．これは休止時筋緊張resting muscle toneと呼ばれ，レム睡眠時以外は急な筋収縮に備えている．そのため，種々の病態で筋緊張低下と筋緊張亢進hypo, hypertonus(-tonia)がみられる．

### a．検査法

検者が患者のいくつかの四肢関節を他動的に動かす際の，患者の筋抵抗・強剛の有無をみる検査である．一般に，上肢では手関節の回内・回外運動(図3-2A)か肘関節の屈曲伸展(図3-2B)で，下肢では膝関節の屈曲伸展で検査する．筋緊張亢進は皮質脊髄路障害だけでなく錐体外路障害でも変化するため，前者では痙縮spasticity，後者では筋強剛rigidityをみることになる．筋緊張低下は主に小脳障害でみられるが，脊髄後索

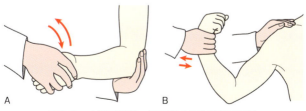

図3-2 上肢手関節，肘関節での筋緊張検査法

病変(脊髄癆など),末梢神経症でもみられることがある.

上肢で筋トーヌス亢進が疑われたら,肘関節の屈曲伸展を連続して他動的に行い,そのスピードを緩徐にした場合と急激にした場合で患者からの抵抗に違いがあるかどうかをみる.

ゆっくりとした屈曲伸展では抵抗はないが,急激な曲げ伸ばしでは抵抗が感じられる,速度依存性抵抗が痙縮(痙性)である.緩徐な曲げ伸ばしでも速い曲げ伸ばしでも同様の持続性抵抗を感じれば,筋強剛(固縮)と診断できる(**表3-1**).筋強剛にはその抵抗の違いから,鉛管様強剛と歯車様強剛がみられる.前者では検者の屈曲伸展に際し持続性のこわばり・抵抗があるが,後者では断続性のこわばり・抵抗がある.後者はガックン・ガックンと動いては止まる(stop-and-go)ため,歯車様と呼ばれ,静止時振戦に関連している.両者ともにParkinson病でみられる(**表3-1**).

筋強剛が疑われるか,わずかに認められる患者でその有無を確認する増強法検査はFroment's test(手首固化試験)として知られ,Parkinson病診断では極めて有用な検査法である.検者が上肢手関節の回転か肘関節の屈伸運動を行い,もし筋強剛が疑われたら,患者に対側上肢を上げたり下げたり(あるいは対側拳を握ったり開いたり)するように指示する.筋強剛の増強の有無を感知する検査であり,極めて敏感な増強法である(**図3-3, 4**).本法を知らずにParkinson病診断を論ずることはできないため,一つの極意といえよう.

**表3-1 痙縮と筋強剛の鑑別**

| | 痙縮 | 筋強剛(固縮) | |
|---|---|---|---|
| 受動屈曲伸展運動に対す筋強張り様式 | 折り込みナイフ現象 | 鉛管様強剛 | 歯車様強剛 |
| 速度と抵抗の関係 | 速い運動に抵抗 (velocity dependent) | 速度に関係ない 持続的 | 断続的 |
| 深部腱反射 | 亢進 | 関係はない | |

> **一番簡便な増強法は？**
>
> Froment's testの原著の図では，患者を立位にして患側検査中に対側の手でコップを掴らせる運動を負荷している（図3-3A）．筆者は増強法として対側上肢の上げ下げを行っており，これが一番簡便で敏感だと思っている（図3-3B）．しかし最新の私信で，神経内科医でToulouse大学臨床薬理学Olivier Rascol教授は，Salpetriere病院Raymond Garcin教授に教えを受けた彼の父（同大学名誉教授）から伝授された検査法として，上肢末端の筋強剛をみるときに患者を立たせて片足立ちを指示すると増強でき，彼はその方法を現在も使用しているという．原著原画において患者立位で検査している理由がやっと判明した気がしている．

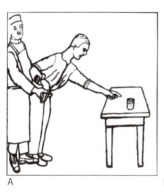 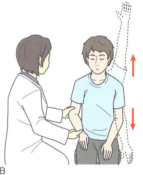

図3-3 筋強剛増強検査法

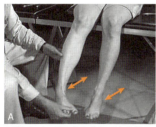 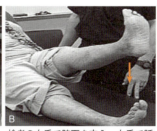

A: 下肢をベッドからおろして力を抜いた状態で前後に揺らす．

B: 検者の右手で膝下を支え，左手で踵下を保持して急に左手の支えを外して落下を観察する．

図3-4 下肢の筋トーヌス検査法（坐位と背臥位）

下肢検査ではベッドの端に座ってもらい，足先が床につかない高さで力を抜いてもらう．膝関節を前後にブラブラ動かすように指示し，さらに検者が他動的に伸展屈曲して抵抗の有無をみる（図3-4A）．痙縮か強剛かの区別が難しい症例では，ベッド上で患者に背臥位をとってもらい，検者が左手で患者の一側下肢を膝下で支え挙上する．右手では踵を支えて力を抜いてもらった状態で，左手の支えを下方に急に外す．このときに途中で一時引っかかり止まるように落ちれば痙縮，比較的ゆっくりと持続して落下すれば強剛である（図3-4B）．

　随意運動で臨床的にもう一つ重要な検査に，運動のスピードをみる運動緩慢試験がある．特にParkinson病およびその類似疾患の診察では最も重要な検査とされており，英国Parkinson病協会診断基準（UK Parkinson's Disease Society Brain Bank clinical diagnostic criteria）においてはパーキンソニズムの診断のファーストステップとして運動緩慢bradykinesiaの症状が最初にあげられている．この診断基準では，随意運動の開始速度が遅く，反復動作でその速度と振幅が進行性に減少することを把握するように規定している．

　上肢運動緩慢の検査法としては，3つの手技がUnited Parkinson's Disease Rating Scale（UPDRS）に取り込まれている．最初に行うべき手技は指タップ試験で，まず患者に一側上肢の母指と示指を伸展したままできるだけ広く開いてもらう．そして，できる限り速く両指の先端指腹同士をタップするように指示して，これを最低10回続けてもらう（後述の協調運動試験の指タップ試験とは手法がやや異なっており，目標となる叩打部位なしで指先の指腹のタップのみを速く行うことに注意）（図3-5）．10回素

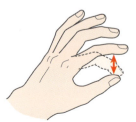

**図3-5　上肢運動緩慢をみる指タップ試験**

早くタップできれば正常（UPDRS=0），運動中断やためらいが1，2回ならごく軽度の運動緩慢（UPDRS=1），疲れて徐々に振幅が小さくなり，3～5回の中断があったり中程で振幅が減衰するなら軽度（UPDRS=2），なかなか始まらずに，十分に振幅をとれず，スピードが遅く途中で5回以上中断あるいは1回以上の長い停止（すくみ）があるなら中等度（UPDRS=3），スピードが遅く中断，振幅減衰のため運動遂行が不可能なら重度（UPDRS=4）となる．

2番目の手技は，一側の手で握り拳を大きく開いたり閉じたりする運動をできるだけ速く繰り返す方法で，一側ずつ行ってもらう．

3番目の手技として片側手関節での回内・回外をできるだけ速く行う検査法もあり，この3つの診察手技はパーキンソニズムの疑われる患者には不可欠で必須な試験である．これらの動作は一側ずつ行うのが原則であり，それにより左右の差をみる必要がある．

## 4. 機能的検査

筋粗大力検査を行う前に上下肢の軽度の運動機能障害，脱力をみる簡便法は広く使われている．特に欧米では，上肢落下試験arm drift testと上肢回内落下試験pronator drift testが簡単で精度が高いことからすべての患者の運動検査のルーチンとして行われており，わが国でも取り入れるべき検査である．

わが国では上肢Barré（バレー）試験Barré testと呼ばれて神経学や内科教書にも記載があるが，これは誤った記載であり，本来はミンガツィーニ試験Mingazzini testと呼ぶのが正しい．

手法は，患者に両手手背を上，手掌を下にして指を広げて前方に伸ばし，目の高さで水平に保ってもらう．次いで患者に閉眼を指示して約30秒ほど観察し，どちらか一側の手の下方への落下，回内を見届ける（図3-6A）．これはMingazziniが1913年に患者の写真入りで報告したものであるが，1937年にBarréが"Mingazziniの上肢試験"として自身の患者の新しい写真をつけて報告したのがオリジナルと解釈されてしまい（図3-6B），その際にMingazziniの論文を引用せずに報告したため，それ以降Barré試験とかBarré徴候（図3-6B）とか記載され，そのままわが国では誤って繁用されているのである．今後は上肢落下試験か，冠名ならMingazzini試験と呼ぶべきである．また

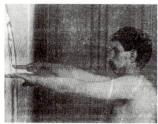
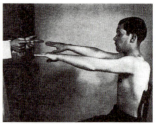

A  Mingazzini上肢試験（原図）　　B  Barréの報告したMingazzini上肢試験

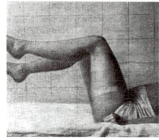
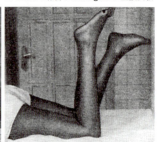

C  Mingazzini下肢試験（原図）　　D  Barré下肢試験（原図）

**図3-6　上下肢の軽い片麻痺徴候機能検査法**

（Mingazzini G：Sur quelques "petits signs" des paresis organiques. Rev Neurol 20：469-473, 1913およびBarré JA：Le syndrome pyramidal déficitaire 67：1-40, 1937より）

Mingazziniは1913年の同じ報告で，下肢の落下試験も報告している．ベッド上背臥位で腰を90°，膝も90°屈曲して膝下を水平に保つように指示して閉眼してもらう．このときに数十秒観察して落下が確認されれば軽い片麻痺があるとして，写真入りで報告しており，これが"Mingazzini下肢試験"と呼ばれる検査法である（**図3-6C**）．この検査に対してもBarréは後年1937年に変法を報告している．その方法では，患者に腹臥位に寝てもらい，患者の膝関節を90°に屈曲して膝下を垂直位にしてもらう．数十秒観察した際に，垂直位から落下した側に軽い片麻痺があるとして，彼自身の写真入りで報告している（**図3-6D**）．

上肢回内落下試験もまた繁用されている検査法である．1901年にStrümpellが，痙性麻痺でみられる下肢錐体路徴候として脛骨徴候tibialisphaenomenを報告し，同時に上肢徴候として

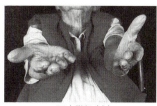
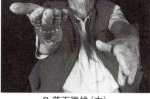

A 回内徴候（左）　　　　　　B 落下徴候（左）

**図3-7　上肢回内落下試験 (Strümpell)**

上肢回内徴候を簡単に報告したのが最初であるが，後にBabinskiも報告している．この検査法では上肢手掌を上，手背を下にして目の高さまで水平に伸ばしてもらう．閉眼を促し数十秒観察すると，軽い片麻痺患者では病側が回内して，徐々に落下する（図3-7）．

> **極意その16**　筆者の検査ではまず前述のMingazzini試験を行い，落下の有無を観察する．直後にそのまま患者の両手を回外位にして再び閉眼を促し，上肢回内，落下を再確認する，という一連の方法をとっている．簡便で精度が最も高いため推奨したい．

### 一口メモ　Barré試験とMingazzini試験，正しいのはどちら？

わが国で上肢Barré試験と呼ばれて久しい検査は，Mingazzini上肢試験とも呼ばれていた．この問題はMingazziniの原著を探索することで明らかとなった．詳細は筆者の2015年の臨床神経論文[5]を参照していただきたい．Giovanni Mingazziniが1913年に，軽症の器質的片麻痺でみられる"小さな徴候petits signes"として上肢および下肢試験を写真入りで詳細に報告した．その後，Barréは1919年に自身の新たな下腿試験（本当の原型となるBarré下腿試験）を報告する際に，Mingazzini下腿試験を紹介した．さらに1937年には錐体路症状について詳述し，彼の患者写真入りでMingazzini上肢試験（仏：Épreuve du bras de Mingazzini）のタイトルをつけ紹介したが，残念なことに文献を引用せずにMingazziniの名前だけを写真タイトルで使用した．そのため，それ以降の多くの神経学者は原著がわからずBarré試験としたのである．すなわちBarré試験は明らかな誤りであり，今後はMingazzini試験とすべきである．

Mingazzini試験の際に第5指徴候digiti quinti signをみることも診断の助けとなる．これは麻痺側第5指が軽度に外方へ屈曲する徴候で，1973年にMilton Alterにより上肢落下・回内と鼻唇溝が浅くなる徴候とともに報告された．これは診断の補助となり，約半数の軽度片麻痺患者で陽性となる（図3-8A, B）．

　この他に巧緻運動機能検査として，指タップ試験で親指―示指の素早いタップ，手回内・回外試験として手関節の素早いタップ，また下肢でも足タップ検査として踵をつけて足底で床をタップする検査を加える．これにより，巧緻運動のみならず筋強剛の有無も診断できる．

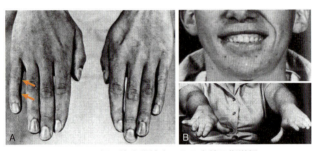

**図3-8　軽い片麻痺検査である右第5指徴候**
（Alter M：The digiti quinti sign of mind hemiparesis. Neurology 23：503-505, 1973より改変）

## 5. 徒手筋力検査

### a. 基礎知識

　筋脱力の分布パターンによって，運動系のどこに病変があるかの診断がほぼ可能である．それゆえ，個々の筋群を検査して系統的に記載することが賢明である．徒手筋力検査manual muscle test（MMT）は通常，次に示す0～5の6段階評価スケール（medical research council scale〈MRC scale〉）で表示される（表3-2）．

　臨床的には，筆者の経験からいえば4/5，5/5をさらに細分化して4−/5，4+/5とか5−/5と評価することもできる．

**表3-2 徒手筋力検査の評価スケール**

| 0/5：(0%) | 筋収縮なし (no contraction) |
|---|---|
| 1/5：(1%) | 筋はかすかに収縮するが重力を除いても動かない (flicker or trace of contraction) |
| 2/5：(25%) | 肢を支えて重力を除くと動く (active movement, with gravity eliminated) |
| 3/5：(50%) | 重力に抗して動くがわずかの抵抗にも抗しえない (active movement against gravity) |
| 4/5：(75%) | 重力およびある程度の抵抗にも抗して動く (active movement against gravity and resistance) |
| 5/5：(100%) | 重力およびいかなる抵抗にも抗して動く (normal power) |

### b. 検査法

　徒手筋力検査で上下肢の筋粗大力をみるときには，近位筋vs遠位筋のパターンおよび筋群の神経支配を念頭に置いて検査する．それにより近位筋脱力なら筋疾患，遠位筋優位の脱力なら末梢神経疾患，脊髄神経根に一致する脱力・萎縮なら脊髄疾患病変であると類推できる．また，検査している筋の解剖学的な神経根・髄節支配は何であるか念頭に置いて上肢(**表3-3**)，下肢(**表3-4**)の筋力を調べると，病巣・病因診断に近づきやすい．

　まず頭部の前屈，後屈を調べる．これは筋疾患あるいは球麻痺を疑う場合には必須の検査である(**図3-9A**)．複数の筋群が関係しているが，頭頸部前屈の主動筋は頸長筋，頭長筋と胸鎖乳突筋であり，伸展・後屈の主動筋は頭板状筋，頸板状筋と頭・頸半棘筋群である．

　上肢では上肢の肩関節までの挙上で三角筋を(**図3-9B**)，両上肢を水平より低く回外させ抵抗に抗して内転することで大胸筋を(**図3-9C**)，両腕を水平位で前に伸ばし壁を押したときに肩甲骨内縁が正常に胸壁についているか浮上する(翼状肩甲)かで前鋸筋(**図3-9D**)を調べる．背中にまわり肩甲骨下に両手の指を入れて咳をしてもらい，筋腹の動きを触れることで広背

### 表3-3 上肢筋群の作用・筋名と神経支配

| 作用・筋名 | 髄節支配 |
|---|---|
| **肩関節(括弧内:筋名)** | |
| 上肢外転挙上(三角筋) | C5/6 |
| 上肢伸展位体側から外転(棘上筋) | C5 |
| 上肢屈にあて前曲位体側腕外転(棘下筋) | C5/6 |
| 上肢前方挙上押し(前鋸筋) | C5/6/7 |
| 広背筋 | C7/6/8 |
| **肘関節** | |
| 肘屈曲(上腕二頭筋) | C5/6 |
| 手掌垂直位で前方挙上し肘屈曲(腕橈骨筋) | C5/6 |
| 肘伸展(上腕三頭筋) | C7/8 |
| **手関節** | |
| 手関節背屈外転(橈側手根伸筋) | C6/7 |
| 手関節背屈内転(尺側手根伸筋) | C7/8 |
| 手関節屈曲外転(橈側手根屈筋) | C6/7/8 |
| 手関節屈曲内転(尺側手根屈筋) | C7/8 |
| **指関節** | |
| 全指を中手指関節で背屈(総指伸筋) | C7/8 |
| 伸展全手の中手指節関節で屈曲(手指中様筋) | C8/T1 |
| 母指外転・内転(短母指外転筋・母指内転筋) | C7/8 |
| 2・3指の遠位指節間関節での屈曲 | C7/8 |
| 4・5指の遠位指節間関節での屈曲 | C7/8 |
| 全指近位指節間関節での屈曲(浅指屈筋) | C7/8/T1 |
| 全指遠位指節間関節での屈曲(深指屈筋) | C7/8/T1 |
| 全指の開大・閉鎖(背側骨間筋・掌側骨間筋) | C7/8/T1 |

### 表3-4 下肢筋群の作用と神経支配

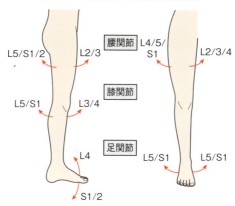

| 作用・筋名 | 神経支配 |
|---|---|
| **腰関節** | |
| ・屈曲（腸腰筋） | L2/3 |
| ・伸展（大臀筋） | L5/S1/2 |
| ・外転（中・小臀筋） | L4/5/S1 |
| ・内転（外閉鎖筋, 長内転筋） | L2/3/4 |
| **膝関節** | |
| ・屈曲（膝屈筋群） | L5/S1/S2 |
| ・伸展（大腿四頭筋） | L3/4/2 |
| **足関節** | |
| ・足底屈（腓腹筋・ヒラメ筋） | S2/1 |
| ・背屈（前脛骨筋） | L4/5 |
| ・外旋（長・短腓骨筋） | L5/S1 |
| ・内旋（後脛骨筋） | L4/5 |

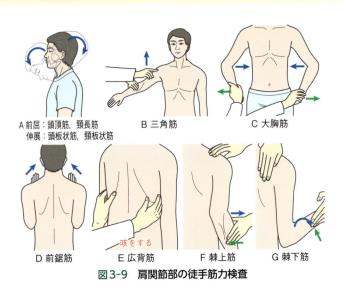

図3-9 肩関節部の徒手筋力検査

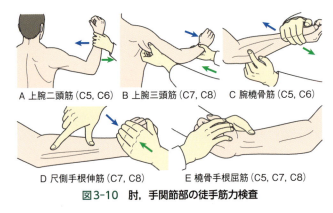

図3-10 肘,手関節部の徒手筋力検査

筋を(図3-9E),上肢を脇につけたままの挙上で棘上筋を(図3-9F),後方への外旋回転で棘下筋を(図3-9G),前腕の回外位での肘屈曲で二頭筋を(図3-10A),伸展で三頭筋を(図3-10B),さらに前腕を垂直まで回外し,回内と回外の中間位をとり前腕屈曲して腕橈骨筋を調べる(図3-10C).手関節の伸展,屈曲では橈骨神経支配の橈側手根伸筋群と,正中神経に

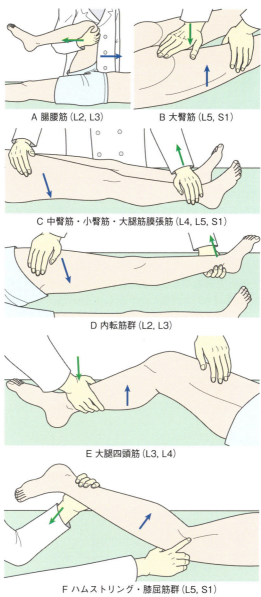

A 腸腰筋（L2, L3）
B 大臀筋（L5, S1）
C 中臀筋・小臀筋・大腿筋膜張筋（L4, L5, S1）
D 内転筋群（L2, L3）
E 大腿四頭筋（L3, L4）
F ハムストリング・膝屈筋群（L5, S1）

**図3-11 腰，膝の徒手筋力検査**

支配される橈側・尺側手根屈筋群の筋力を検査する(図3-10D, E). 急激発症の橈骨神経麻痺による垂れ手wrist dropは, 泥酔して眠ってしまったときに三角筋直下をバーカウンターや寝椅子couchのひじ掛けなどで圧迫されて起こることがあり, 昔から"Saturday night palsy"と呼ばれる.

　下肢では, 大腿の上方屈曲では臥位で膝を挙上してもらい腸腰筋を(図3-11A), 伸展では腹臥位で大腿を挙上してもらい大臀筋をみる(図3-11B). 股関節の外排は側臥位で股関節を外方に挙げてもらうか, 坐位で両膝を検者が挟み患者に広げてもらい中臀筋, 小臀筋(図3-11C)をみる. 股関節の内転では背臥位で両膝を閉じてもらい, 検者が広げて閉鎖神経支配の内転筋群をみる(図3-11D)か, 膝関節を強く閉じてもらい, 検者が開排を試みて内転力をみる. 膝関節で下腿を伸展してもらい大腿四頭筋を(図3-11E), 下腿を膝で屈曲してもらい坐骨神経支配のハムストリング筋群をみる(図3-11F). また, 足関節での背側屈曲で前脛骨筋(図3-12A), 足底屈曲で腓腹筋をみる(図3-12B). 急激な垂れ足foot dropは, 腰掛坐位で長

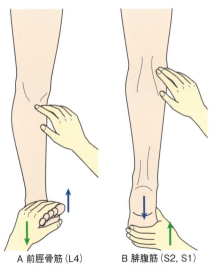

A 前脛骨筋(L4)　　　B 腓腹筋(S2, S1)
**図3-12　足関節部の徒手筋力検査**

時間両足を組んだ際に膝下の腓骨神経が補足圧迫されて起きる良性の麻痺（peroneal nerve palsy）である．麻痺筋の同定ができたら，その神経根・髄節支配を想起することが脊髄高位診断や単神経根症診断に必須である．上肢下肢の主要筋肉の作用とその髄節支配を**表3-3**，**3-4**に示した．

> ### メモ false localizing signs にご注意
>
> 　頭蓋・頸椎移行部の病変，特に奇形や腫瘍による障害では，その症候，徴候が多彩となる．そのため局在診断が難しく，ときに誤った局在徴候"false localizing signs"を呈することがある．この大後頭孔周辺では頻度の高い骨性奇形が多く，これによる神経系圧迫が延髄，上部頸髄，下位脳神経，脊髄神経根などに及ぶ．そのため同部の占拠性腫瘍と同様に複雑な症候学を示すことがある．自覚症状としては，後頭部痛や頸部痛が多く，肩こりなどの訴えも少なからずみられる．まず身体症候としては短頸，斜頸，低位後頭毛髪線がみられる．下位脳神経徴候として片側，両側性脱落症状が舌咽・迷走神経，副神経，舌下神経でみられ，咽頭反射消失，嚥下障害や胸鎖乳突筋，舌筋などの萎縮としてみられる．これらの頻度はそれほど高くなく，運動，知覚障害が多くみられる．延髄小脳徴候として特徴的にみられる前方注視で下眼瞼向き眼振があれば，成人型キアリⅠ型奇形がまず考えられる．運動徴候としては，痙性四肢麻痺，片麻痺，交叉性麻痺，単麻痺が反射亢進，Babinski徴候とともにみられることが多い．一側上肢にはじまり同側下肢へ，次いで対側下肢へ，さらに対側上肢へと進行する交叉性四肢麻痺は，特に大孔周辺症候群に特徴的とされる．誤った局在徴候とされやすい錐体交叉部病変による多彩な麻痺の発生機序を，**図3-13**で示す．
>
> 　もう一つのfalse localizing signsは脳圧亢進時にみられる徴候であり，最も多いのは外転神経麻痺である．これは脳幹局在徴候ではなく，脳幹から長い経路を通って外眼筋に至る髄外枝が脳圧亢進で伸展され，錐体骨縁，靱帯に押し付けられたりすることで起こるとされる．動眼神経麻痺も側頭葉（鉤）天幕ヘルニアにより高頻度にみられ，通常は病変対側片麻痺と同側動眼神経麻痺がみられる．ところがまれに，天幕自由端が対側大脳脚を圧迫することがあり，病側片麻痺と動眼神経麻痺がみられる．この徴候はKernohan(-Woltman) notch phenomenonとよばれるfalse localizing signである．その他に，さらにまれではあるが，三叉神経や顔面神経の麻痺もみられる．脳圧亢進のため前

頭葉症状として失調症がみられることがあり，これは前頭葉性失調症 Bruns' ataxia と呼ばれ，後方に倒れる傾向がある．

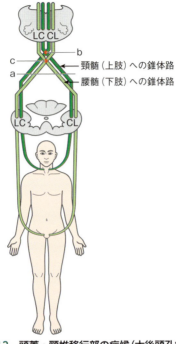

**図3-13　頭蓋・頸椎移行部の症候（大後頭孔症候群）**
錐体交叉部の錐体路内では上肢（頸髄）への線維は常に内側に，下肢（腰髄）への線維は外側に位置する原則がある．同側上肢→下肢→対側下肢→上肢へと進行する四肢麻痺は病変a，上肢と下肢の麻痺が考査する麻痺は病変b，両下肢対麻痺は病変cが責任局在病変である．

## 6．不随意運動のみかた

### a．基礎知識

　運動系検査において，異常な不随意運動があることは視診だけで簡単に診断できる．しかし，その異常な不随意運動をいかなる異常運動として分類記載するかは，しばしば検者により異なる．そのため困難な症例では，ビデオ記録をして専門家の意

見を聞くことが日本パーキンソン病・運動疾患学会でも推奨されており，毎年ビデオセッションが行われている．

検査の手引きにそれらを簡単に分類して記載することは可能であるが，実際の不随意運動は症例ごとに微妙に異なり，ビデオデータなしに診断をつけることは困難である．そのためここでは不随意運動の種類（**表3-5**），特徴を簡単に記載し，詳細はMovement Disorder Society提供の教育ビデオを参考にすることを勧めたい．

### ① 振　戦 tremor

リズムのある律動性不随意運動の代表であり，身体，主に四肢末端の関節を支点にして前後に起こる，速い3 Hz以上の主動筋・拮抗筋による交互収縮運動である．振戦の起こる姿勢状況から静止時振戦 resting tremor，姿勢時振戦 postural tremorおよび動作時振戦 action tremorに分けられる．静止時振戦はParkinson病にみられる約5～6 Hzの特徴的振戦であり，特に母指と示指を擦るような丸薬まるめ振戦 pill-rolling tremorには疾患特異性がある．姿勢時振戦は本態性振戦，老年期振戦や甲状腺機能亢進症でみられ，動作時振戦は蘇生後脳症のランス-アダムス（Lance-Adams）症候群や脊髄小脳失調症，特に歯状核赤核淡蒼球ルイ体萎縮症でみられる．種々の小脳半球疾患における協働運動検査の指鼻指試験で，指標到達の際にみられる企図振戦もこれと同じものである．これらの3種類の振戦すべてがみられる特徴的な片側性振戦は，現在ではHolmes振戦と呼ぶべきであるとされている．その病変部位からかつて中脳振戦，赤核振戦などと呼ばれていた振戦は，国際Parkinson病・Movement Disorder SocietyでHolmes振戦に統一されている（**表3-5**）．小脳・脳幹の梗塞・出血から数ヵ月の経過で出現するこの振戦は，ギラン・モラレ三角 Guillain-Mollaret triangle内の経シナプス変性で，下オリーブ核肥大をしばしば合併することが知られている．

振戦をみるには，まず両手を膝の上に置いた姿勢で静止時振戦があるかどうかをみる．次いで両手を水平に眼の高さまで挙上してもらい，指先，手首の上下の震えの姿勢時振戦があるかどうか，さらに指鼻指試験を行い，終末振戦である企図振戦があるかどうかをみる．振戦の誘発が明らかでない場合には，"決闘者の

肢位"と呼ばれる，挙上した両示指の先を約1 cm離して左右合わせるように置く姿勢をとることで，振戦が顕著となることがある．

### 表3-5 不随意運動の分類と代表疾患

| リズムのある不随意運動 | | 代表疾患 |
|---|---|---|
| 振戦 | （静止時） | Parkinson病 |
| | （姿勢時） | 本態性振戦，甲状腺機能亢進症，生理的 |
| | （動作時） | Lance-Adams症候群，小脳疾患，SCA，DRPLA |
| Holmes振戦 | | 中脳赤核梗塞，出血 |
| ミオクローヌス | （陽性） | ミオクローヌスてんかん，脳炎脳症，CJD |
| | （陰性） | SSPE，皮質下出血，アレビアチン中毒 |

| リズムのない不随意運動 | 代表疾患 |
|---|---|
| 舞踏運動 | Huntington舞踏病，Sydenham舞踏病，SLE |
| ヘミバリスム | 視床下核・基底核出血・梗塞 |
| アテトーシス | 脳性小児麻痺，核黄疸 |
| ジストニア | 遺伝性変形性筋ジストニア，誘発製捻転ジストニア，職業性ジストニア |
| ジスキネジア | 薬物性ジスキネジア（向精神薬，L-dopaなど） |
| チック | 心因性常同性舞踏様異常運動（良性）Tourette症候群 |

SCA：脊髄小脳失調症，DRPLA：歯状核赤核淡蒼球ルイ体萎縮症，CJD：クロイツフェルト・ヤコブ病，SLE：全身性エリテマトーデス

### 一口メモ flapping tremorとwingbeating tremor

わが国では，肝性脳症，ウィルソン（Wilson）病でみられる手首のflapping tremorは"羽ばたき振戦"と訳されている．しかしDenny-Brownによる肝レンズ核変性症の論文では，手首にみられるflapping tremorと肩にみられるwingbeating tremorを区別して記載している（図3-14）．事実，Wilson病では肩が羽ばたきのごとく上下に揺れる症例を筆者も経験していることから，英語の"flapping"を羽ばたきと訳すよりは，"wingbeating"

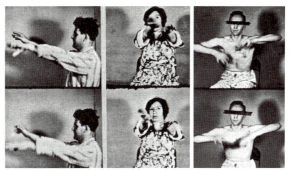

A "Flapping tremor" of wrists　　B "Wingbeating" at the shoulders

**図3-14** "flapping tremor" と "wingbeating tremor"
(Denny-Brown D：Hepatolenticular degeneration. N Engl J Med 270：1149-1156, 1964 より)

を羽ばたきと訳すべきと考えている．"flap"は本来カーテンや旗などが風でパタパタはためくことを意味することから，"flapping tremor"はパタパタ振戦の方が適切ではないだろうか．筆者は，振戦の診断では前述の4つの肢位（静止，姿勢，企図と決闘者肢位）に加えて，上肢を肘で屈曲して両脇に挙上してもらう姿勢をとることを心掛けている（図3-14B）．

## ② ミオクローヌス myoclonus

・基礎知識

律動性はあるが振戦ほどのリズム感はない．反復性で持続の短い（20～60 msec）突発性筋収縮あるいは筋弛緩から成り，その振幅は1～10 mVと大小さまざまである．電気生理学的に筋収縮のあるものを陽性ミオクローヌス，緊張した筋群の突然の筋弛緩（50～200 msec）から成るものを陰性ミオクローヌスと呼ぶ（図3-15A）．ミオクローヌスは同期していくつかの筋群に波及することも，また非同期性にランダムに数筋群に波及する場合もある．前者は全身性generalized，後者は多巣性multifocalという．ミオクローヌスも振戦同様に，その肢位や運動により悪化誘発されることもあり，動作とともに顕著となる場合は動作時ミオクローヌスaction myoclonusと呼ぶ．

ミオクローヌスはその病巣主座の解剖学的部位から，①皮質性，②皮質下性，③脳幹性，④脊髄性，⑤固有脊髄路性ミオ

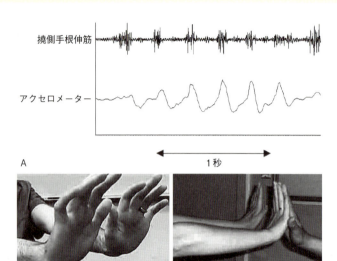

**図3-15 陰性ミオクローヌスとアステリキシスasterixisのみかた**

クローヌスに分類される．また病因分類としては，①生理学的，②特発性，③てんかん性，④症候性ミオクローヌスがある．

ミオクローヌスとてんかん発作は密接な関係にある．皮質性ミオクローヌスに分類されるものは皮質運動ニューロン発火によるもので，皮質反射性ミオクローヌスと呼ばれており，局在関連てんかんの断片と考えられている．この他に，全般てんかんの断片としてみられる網様体反射性ミオクローヌス，皮質全般性過活動による特発性全般てんかん性ミオクローヌスもある．

> **極意その17** 脳幹・小脳病変で起こる口蓋ミオクローヌスpalatal myoclonusは，その規則正しいリズム，周波数が振戦と同様であり，ミオクローヌスの特徴であるショック様瞬発性運動ではないことから，現在では口蓋振戦palatal tremorと呼ぶように改められている．その病態生理は解明されており，赤核，下オリーブ核，対側小脳歯状核の3点を結ぶギラン・モラレ三角Guillain-Mollaret triangle内の病変で起こるとされている．特に下オリーブ核肥大病変が必須であると考えられている．

筋収縮が急激に弛緩するためにみられる不随意運動は陰性ミオクローヌスと呼ばれ，表面筋電図記録ではその筋収縮が急激に数100 msec中断する（図3-15A）．肝性脳症，腎性脳症や代謝性脳症でよくみられる羽ばたき振戦flapping tremorは陰性ミオクローヌスの一種と考えられているが，臨床的には手関節伸展背屈肢位が突然の筋弛緩のために保持できないことから，固定姿勢保持困難asterixisと命名されている．この名称が繁用されているため，この3つの用語はしばしば同じものとして使用されている．これは代謝性脳症以外でもみられ，小児期発症の亜急性硬化性全脳炎subacute sclerosing panencephalitis（SSPE），クロイツフェルト・ヤコブ（Creutzfeldt-Jakob）病でも特徴的にみられる．アレビアチン中毒や皮質下・視床出血でもときにみられ，片側性であることから，その責任病変は皮質だけでなく，皮質下病態とも関連するとされる．

・検査法

　患者の手関節を伸展背屈してもらうと，手関節および5指が上下にリズミカルに揺れる．見づらい場合は，患者の伸展した手関節に検者が掌側から軽く抵抗を加えると，手指の揺れを感じることができる（図3-15B，C）．

### ③ 舞踏運動chorea

　ギリシャ語の"舞踏 chorea"（St. vitus dance）から派生した不随意運動で，顔面・四肢末端において時間的にも空間的にもランダムにみられる，持続の短いピクつくような素早い小さな異常運動である．顔面に起こればウィンク様の閉眼・開眼をしたり，顔をしかめたり，口角を曲げたりする．同時にみられる異常として筋の低緊張状態，絶えまなくどこかが動く落ち着きのなさがある．代表疾患は小児ではシデナム（Sydenham）舞踏病，成人ではハンチントン（Huntington）舞踏病である．まれに妊婦やSLE患者で一過性にみられる．基底核病変により解放された一次運動野の関連する異常運動である．振戦とはリズムのないことと，どこにいつ出現するか予測できないことから鑑別できる．ミオクローヌスとは瞬発性でないこと，常同性でないことから鑑別する．

### ④ バリズム ballism

舞踏運動に似ているが，体幹近位の肩や腰が動き，上下肢を投げ出すような速く激しい異常運動になるとバリズムと呼ばれる．一般に片側性であるため，片側バリズム hemiballism と呼ばれることが多い．視床下核や基底核の梗塞・出血の急性期に，対側上下肢にみられることが多い．また，舞踏運動，アテトーシスと共存することが多い．

### ⑤ アテトーシス athetosis

緩徐で持続性のある，のたうつような不随意運動である．固定した姿勢を維持できないため，一定の肢位・姿勢が曲がりくねった連続性の動きにより中断される．実際には，多数の関節が関与して捻転性，内旋・外転，外旋・内転などの複雑な動きが末梢優位に持続性にみられる．代表疾患は小児期からみられる脳性小児麻痺，核黄疸である（**表3-5**参照）．

### ⑥ ジストニア dystonia

持続性の筋収縮による捻転反復性の肢位異常で，主に体幹近位筋，軸性筋にみられる不随意運動である．主動筋および拮抗筋がゆっくりと持続性に収縮するため，捻転反復して異常姿位をとったまま不自然な位置に留まることもある．これはジストニア姿位 dystonic posture と呼ばれる．過剰な伸展位や屈曲位をとり捻転性異常を呈する疾患は1911年，Oppennheim により遺伝性変形性筋ジストニア dystonia musculorum deformans として最初に報告された．その定義，命名には度重なる変遷があった．また，異常運動だけでなくジストニア姿位という姿勢異常とも関連した，やや難解複雑な不随意運動である．現在では部位による分類（focal, segmental, multifocal, generalized, hemidystonia）や，病因分類として一次性に遺伝性，孤発性ジストニア，二次性に遺伝性代謝疾患，原因不明神経疾患，獲得性，心因性ジストニアがある．最近では仕事・作業に特異的なジストニアも職業性ジストニアとして新たに分類に加わり，書家，画家，彫刻家，種々の楽器を弾く音楽家，金属細工師，時計製作者などに特有な運動異常が診断されている．主な疾患としては遺伝性ジストニア（DYTs），孤発性捻転ジストニアと職業性ジストニアがある（**表3-5**参照）．

### ⑦ チック tic

　反復する常同性で間欠的な不随意運動で，ある程度は随意的に抑制しうるが，その後で動かしたくなり，異常運動を行うと気分がすっきりする特徴がある．転倒したり，物を落としたり，怪我をすることはまずない．多くは小児期にみられるが，成人でもみられる．閉眼したり手足を動かしたりする単純チックと，複雑な運動からなる複雑チック，さらに奇声・汚言をあげる音声チックの合併もあるトゥレット（Tourette）症候群がある．

### ⑧ ジスキネジア dyskinesia

　本来ジスキネジアとは，運動異常症をすべて含む総称として使われる．しかし不随意運動の中で，特別にジスキネジアの術語が臨床的に使われる場合がある．それらは薬物誘発性ジスキネジア drug-induced dyskinesiaであり，特に向精神薬長期服薬後にみられる遅発性ジスキネジア tardive dyskinesiaである．患者の患っている運動異常が奇妙なチック様の口・舌・顔の不随意運動であり，手足にもアテトーシス・ジストニア様異常運動がみられる場合は，本来の不随意運動の命名と関係なくジスキネジアと診断される．我々が診察する患者の中で，最も頻度が高いのはL-dopa誘発性ジスキネジアであるが，他の抗ドパミン作用のある消化器系薬物（スルピリド，シサプリド），鎮吐薬（メトクロプラミド，ドンペリドン）や多くの向精神薬服用患者にもみられる．一般に，抗てんかん薬デパケン®（バルプロ酸）や抗うつ薬リチウムでよくみられる姿勢時の手指振戦様不随意運動は，ジスキネジアとは呼ばず振戦と記載される．すなわち，錐体外路系である基底核に影響を与える薬物が関連している不随意運動をジスキネジアと分類記載しているといえる．

### 文献

1) Froment J, Gardere H : Test du poignet figé et troubles de l'équilibre. Rev Neurol, 1 : 347-350, 1926.
2) Hughes AJ, Daniel SE, Kilford L, et al. : Accuracy of clinical diagnosis of idiopathic Parkinson's disease : a clinic-patho-

logical study of 100 case. J Neurol Neurosurg Psychiatry, 55 : 181-184, 1992.
3) Goetz CG, Tilley BC, Shaftman SR, et al. : Movement Disorder Society-Sponsored Revision of the Unified Parkinson's Disease Rating Scale (MDS-UPDRS) : Scale Presentation and Clinmetric Testing Results. Mov Disord, 23 : 2129-2170, 2008.
4) Perlmutter JS : Assessment of Parkinson disease manifestations. Curr Protoc Neurosci, Chapter 10 : Unit 10. 1, 2009.
5) 廣瀬源二郎 : Barré試験とMingazzini試験. ―Mingazzini原著の重要性―. 臨床神経, 55 : 455-458, 2015.
6) Mingazzini G : Sur quelques "petits signes" des parésis organiques. Rev Neurol, 20 : 469-473, 1913.
7) Barré JA : La manoeuvre de la jambe. Nouveau signe objectif des paralysies ou parésis dues aux perturbations du faisceau pyramidal. Presse Méd, 79 : 793-795, 1919.
8) Barré JA : Le syndrome pyramidal déficitaire. Rev Neurol, 67 : 1-40, 1937.
9) Medical Research Council. Aids to the investigation of peripheral nerve injuries. Her Majesty's Stationery Office, 1943.
10) Denny-Brown D : Hepatolenticular degeneration (Wilson's disease). Two Different Components. N Engl J Med, 270 : 1149-1156, 1964.

# 4 深部腱反射のみかた

## A 基礎知識

　深部腱反射は，神経学の基本となるべき最も重要な検査である．Wartenbergらの指摘で腱反射tendon reflexという命名は論理的でないとされ，皮膚や粘膜に刺激を与えて筋収縮をみる表在反射（腹壁反射，足底反射など）に対し，深部腱反射という命名が唱えられた．今日では日常的に，深部腱反射deep tendon reflexが用語として使われている．生理学的には，脊髄後根Ia入力線維を介した単シナプス性脊髄反射をみる検査（図4-1）である．1763年，スコットランドのRobert Whyttが筋伸張で筋肉が収縮することに気付いたが，臨床的筋伸張反射の最初の発見者はドイツのWilhelm H. ErbとCarl F. Westphalであった．両者が1875年に，別々に同じ医学雑誌 Archiv für Psychiatrie und Nervenkrankheiten 第5巻792-802頁と803-834頁に連続論文として発表したことから，この深部腱反射は始まっている．

　深部腱反射の程度の評価は通常，①0：反応ない　②1+：反応は確かにあるが軽度の反応，正常かあるいは正常でないかも　③2+：敏速briskで正常な反応　④3+：やや亢進した反応，正常かあるいは正常でないかも　⑤4+：著明に亢進してクローヌス誘発，異常な反応　に分類される．①〜③は正常である可能性が高く，左右差があれば異常と判断する．

## B 検査法

　深部腱反射は，まず被験者にリラックスした状態で左右対称的な坐位あるいは臥位姿勢をとってもらう．顔面を含む頭部から上肢，下肢へと系統的に左右を比較しつつ，使い慣れたハンマーで手首のスナップを使って素早く叩打し，左右差をみながら進める．

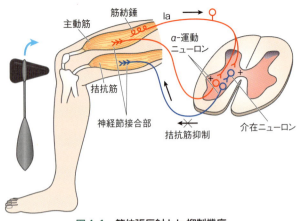

図4-1　筋伸張反射とIa抑制機序

## 1. 頤反射 jaw jerk（反射弓：三叉神経下顎枝）（図4-2A）

患者に軽く（約1/3位）開口してもらい，検者の示指端を頤部に当て下方に押し下げ，指の上をハンマーで軽く叩打する（図4-2B）．叩打の際の下顎の閉じるスピードを感じて，正常か亢進かを診断する．普通は反射を感じない（正常）が，口の閉じをガクッと感じたら頤反射亢進である．

## 2. 上腕二頭筋反射（反射弓：C5-6）（図4-2A）

患者の肘を検者が下から支えるように掴み，母指を二頭筋腱上に置き，その上を叩打して前腕屈曲の動きから評価する．

## 3. 上腕三頭筋反射（反射弓：C7-8）（図4-2A）

二頭筋反射の直後に，患者の手首をつかみ体側から離して外転位に保ち，外方から三頭筋腱を叩打する．

## 4. 腕橈骨筋反射（反射弓：C5-6）（図4-2A）

上腕二頭筋反射と同様の肢位で，患者の手掌を検者が軽く回外45度の位置に保持する．手首の橈骨下端茎状突起骨膜を叩打することで腕橈骨筋を伸張させて起こる反射によって，前腕

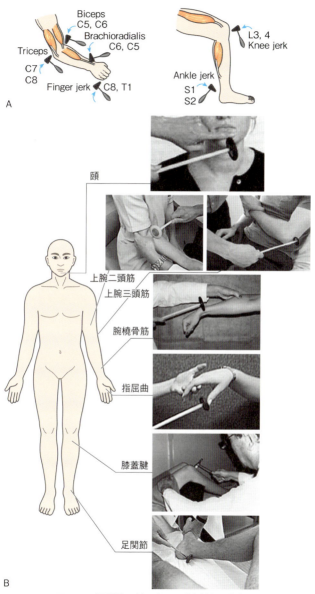

図4-2 深部腱反射の主な反射髄節と検査法

手首の屈曲を確認する．Wartenbergによれば，上肢で最も重要な反射であるという．この反射は橈骨反射 radial reflex，橈骨骨膜反射 radial periosteal reflex，回外筋反射 supinator reflex などの種々の名前で呼ばれている．この反射が本来誘発されて前腕が屈曲するはずが，消失して誘発できず，近接筋である総指屈筋群（C6-T1支配）が屈曲する反射は，1910年にBabinskiにより逆転橈骨反射（Inversion du réflexe du radius）として初めて報告された．この反射は，反射弓のC5-6脊髄髄節病変が診断できる有意義な反射である．Wartenbergは腕橈骨反射は末梢病変でも起こるとしているが，通常はC5-6脊髄根・脊髄髄内病変でみられ，病変部位に接する下位レベル運動ニューロンへの増強興奮性の放散伝搬によると考えられている．

## 5. 指屈曲反射 finger flexor reflex, finger jerk
  （反射弓：C6-T1）（図4-2, 3）

患者の母指を除く掌手を検者の掌側全体で支え，ハンマーで下から検者の手背を叩打して，患者の指の屈曲の強さを検者の手の掌側で感じる．これは正常反射であり，この亢進を病的と診断する（図4-2B）．歴史的には，1900年にHoffmannが，患者の中指中節骨を検者が左手母指と示指で挟み持ち，末節爪上の右母指を強く指尖に屈曲性にはじき離すと，患者の母指が内転屈曲しその他の指も屈曲する徴候（Hoffmann's sign）を紹介して，彼の弟子Curschmannが1911年にこの徴候を錐体路症状としてみられると報告したのが最初とされている（図4-3A）．その後1912年には，Trömnerが中指末節の掌側をはじく検査法を報告している（図4-3B）．この両者の検査法は指反射の例外的で特殊な手法であり，Wartenbergはその著書 The examination of reflexes（1945）に自身の最もよい指屈曲反射手法を図入りで記載している（図4-3C）．それは坐位患者の膝の上に手を半回外位に置いてもらい，検者の示指・中指を患者の掌側指先に置きハンマーで検者自身の指上を叩打する手法である．健常者であっても軽度の指反射はみられることが多いことに注意して，左右差の有無を検査するのがよい．筆者のfinger jerk testは，患者の掌側手を下から保持し，検者の手背

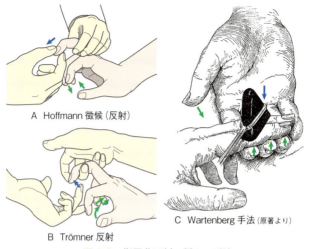

**図4-3 指屈曲反射の種々の手法**
(C:Wartenberg R:The Examination of Reflexes. A simplification. The Year Book Publishers Inc, 1945 より)

をハンマーで叩打して指全体で患者の指屈曲を感じる手法である．筆者は，この方法が簡便で最も鋭敏だと考えている(図4-2B指屈曲).

## 6. 膝蓋腱反射 knee jerk (同義語：四頭筋反射) (反射弓：L3-4) (図4-2A右)

　坐位では椅子から下腿を両側対称性にぶら下げた状態，背臥位では膝下に枕を置き軽く膝屈曲し，踵を床につけた状態で，膝蓋骨の真下をハンマーで叩打する(図4-2B).膝蓋骨の真下に検者の示指を横向きに当て，その上を叩打すると確実に腱を叩打できるので，この方法を推奨する．膝蓋骨の真下を叩打して，下腿の上転程度から正常，低下，亢進を判定する．両足を組むのは不均一な筋収縮が起こることからよい検査法ではない．左右すべての筋群がリラックスした対称性肢位で行い，左右を比べるのが筋伸張反射検査法の原則である．

　膝蓋腱反射が誘発できないときには，単に腱反射低下・消失と判断するのではなく，緊張して十分にリラックスできていな

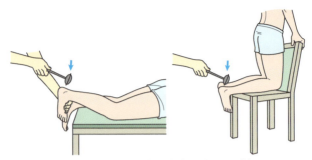

**図4-4 アキレス腱反射誘発の優れた手法**

い可能性があることに注意する．その場合の反射誘発増強法として，ハンガリーのJendrassikが1885年に報告した手技が有用である．患者に左右の手の指を曲げた状態で交互に組んでもらい，挙上して左右に思い切り引いてもらうと同時に，検者が膝蓋腱を叩打するという方法である．多くの患者で反射が誘発可能となることが知られており，試みるべき手技である．一般に，緊張した注意力をそらせる手技だと考えられているが，Jendrassik本人は，指に力を入れてもらうことで全身の筋紡錘活動度が亢進すると説明している．後年のH-reflexなどの神経生理学的研究からも，彼の手技が脊髄反射弓に直接影響を与えることが確認されている．

## 7. くるぶし反射ankle jerk（同義語：アキレス腱反射，腓腹筋・ヒラメ筋反射）（反射弓：S1-2）（図4-2参照）

坐位にて，膝蓋腱反射同様に下腿の力を抜いてぶらりと下げた状態で，検者が足を掴み背屈位にして，アキレス腱を伸張した状態で叩打して，屈曲の程度を判定する．背臥位では下腿を検者が支え足底を持ち足背屈位にして，下方から伸張したアキレス腱を叩打する（**図4-2B**参照）．アキレス腱反射が誘発しがたいときには，患者に腹臥位で足をベッドから垂らすか，椅子の背を持って後ろ向きに座ってもらい，椅子の端から足を垂らしてもらうと，腓腹筋から十分力が抜け，さらに足底の先を押してアキレス腱を伸張させて叩打すると誘発しやすい（**図4-4**）．

### 文 献

1) Curschmann H : Ueber die diagnostishce Bedeutung des Babinskishcen Phänomens im präurämischen Zustand. München med Wochenschr, 58 : 2054, 1911.
2) Trömner E : Fingerbeugephänomen. Neurol Centralbl, 31 : 603, 1912.
3) Wartenberg R : The Examination of Reflexes. A simplification. The Year Book Publishers Inc, 1945.

# 5 表在反射のみかた

## A 基礎知識

皮膚,粘膜を刺激することで反射的に筋収縮運動を起こさせ,中枢神経系(脳・脊髄)およびその髄節病変の有無を明らかにする検査法として,角膜反射,咽頭嘔吐反射,腹壁反射(腹部皮膚反射),挙睾筋反射や足底反射などが重要である.角膜反射,咽頭反射はすでに脳神経の項で述べたので,ここではそれ以外について記述する.

腹壁反射は1876年,Rosenbachによって最初に記載された表在反射である.通常はT5-T12支配域の腹部皮膚刺激により筋収縮をみるが,このほかに直接,腹筋の付着部(乳腺上の下端肋骨縁,恥骨部)を叩打して腹直筋の収縮をみる腹筋反射もある.しかしこの方法は亢進,低下の個人差がありすぎることから,診断的価値は少ない.腹部皮膚反射では,皮質脊髄路障害での片側性低下か,第5胸髄から第12胸髄までのいずれかのレベル以下で消失した場合,診断価値がある(図5-1A).挙睾筋反射は,大腿内側の皮膚を刺激して挙睾筋収縮による睾丸挙上を観察することでL1-L2の髄節病変を把握できるため,男性の脊髄下部腰髄病変では必須の検査法である(図5-1A).

## B 検査法

### 1. 腹部皮膚反射(反射弓:T5-T12)

患者にベッド上で背臥位になってもらい,胸骨下から恥骨上縁までを左右上腹部,中腹部,下腹部に6分画し(図5-1A),鈍な棒,先を丸く鈍化した針か医療用歯車ピンで腹側から内側臍に向けて素早く一掻きし,腹筋の収縮を上腹部から下腹部まで検査する(図5-1A).Wartenbergは患者を傷つけることのない歯車ピンの使用を推奨しているが(図5-1B),筆者は先を鈍化したハットピンを愛用している(図5-1C).上腹部の反射

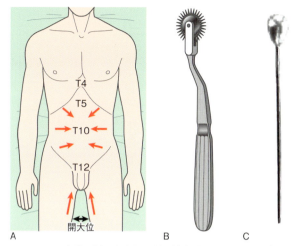

**図5-1 腹壁反射、挙睾筋反射の検査法と医療用歯車ピン**

弓はT5-T9，中腹部はT9-T11，下腹部はT11-T12と考えられ，胸髄病変レベルがほぼ診断できる．緊張している患者には，2～3回の深呼吸をさせた後に行うとよい．皮下脂肪の多い肥満者，多産婦ではこの反射が誘発できないことが多く，より鋭いピンの使用を余儀なくされることもあるので，皮膚擦過には注意を要する．

> **メモ Beevor's signによる脊髄病変のレベル診断**
>
> 　脊髄病変のレベル診断で知覚検査や前述の腹部皮膚反射が使われるが，もう一つのベッドサイド検査に，英国の神経学者Charles Edward Beevor (1854-1908) が報告した腹筋の上方偏倚Beevor's signをみる方法がある．検査法は，患者を仰臥位にして両手を頭の後ろに組んでもらい，頭部を挙上して上体を前屈し，腹筋運動のポーズをとってもらう．このとき臍が上方に動くと，上方腹直筋は正常であるが下方の腹直筋の脱力があることになり，T10～T12の脊髄病変（神経根を含む）が疑われる．まれに運動ニューロン疾患 (amyotrophic lateral sclerosis；ALS) や顔面肩甲上腕型筋ジストロフィーでもみられる．

## 2. 挙睾筋反射（反射弓：L1-L2）

　この反射をみるためには，背臥位の男性患者に両足を軽く開外してもらい，陰嚢・睾丸が大腿で挟まっていないことを確認したうえで，陰嚢レベルの大腿部内側をピンで上方あるいは下方に一掻きすると，検側睾丸のみが挙上する（**図5-1A**）．刺激の方向はどちらの方向でも構わない．健常者では常に確認できる反射であるが，この反射欠如はL1-L2病巣が示唆され，腰髄病変が診断できる．

# 6 病的反射のみかた

　病的反射は健常者ではみられない反射で，その出現から神経系の器質的機能異常があり病的と診断できる．最も有名なものは足底反射でみられるバビンスキー(Babinski)徴候，いわゆるBabinski反射であろう．足底外側を尖ったもので踵から上方の小趾，さらに拇趾の付け根手前までこすると，通常はすべての足趾が屈曲するが，錐体路に器質的異常のある患者では拇趾は背屈し，その他の足趾は扇状に開散する．これをBabinskiが見つけ，1896年に学会報告(Société de Biologie)をした．さらに1898年には，ヒステリー患者と器質的中枢神経病変との鑑別ができる徴候としての意義を発表し，1917年にBabinskiはFromentと共著で検査法の図を報告している．Charpantierはその著書で，Babinski自身による手技の写真を発表している(図6-1A(b))．原法の原図では最初，針を用いて突く(piqûre = pricking)手法を紹介し，侵害刺激による反応で拇趾のみならず足関節背屈，膝関節と股関節の屈曲が起こると報告している．しかし後に，針で突くのではなく擦過する(frotter = stroking)手法を記載した．筆者はQueen squareハンマーの取っ手の端か，木製舌圧子を縦半分に割った端を利用し，鋭利でなくとも先の尖った部位で，足底外側脊髄S1髄節を知覚A-δ線維だけでなく，C線維までも侵害刺激する程度に擦過している(図6-1B)．

　足底反射が屈曲性ではなく伸展性に誘発されることは，Strümpell(1880)がALS患者で，Remak(1893)は横断性脊髄炎を患う4歳男児で，Gowers(1886)も脊髄疾患患者などで気づいていたが，その病的意義がヒステリー患者と器質的神経疾患患者の鑑別にあることを明らかにしたのはBabinskiが最初である．そのため，臨床神経学で最も重要なこの徴候については，発表した年度にはこだわらず，その意義を明らかにした業績から冠名術語として広く使われている．錐体路障害にて生じ

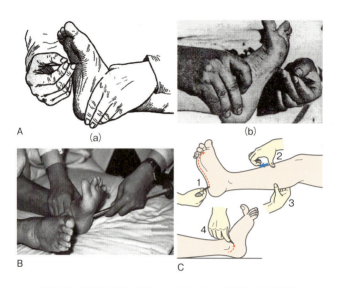

**図6-1　足底反射と自身によるBabinski徴候，その変法**
（A：Babinski J, Froment J：Hystérie-pithiatisme et troubles nerveux d'ordre réflexe en neurologie de guerre. Masson et Cie, 1917より）

るBabinski反射誘発域の広がりは，足底にとどまらず下腿に広く存在する．そのため，後にこの徴候を誘発する手技変法が足底刺激だけでなく多く報告されているが，Babinski手技が最も鋭敏とされている．Babinskiの手技以外に比較的よく使われるChaddock（1911）（**図6-1C4**），Oppenheim（1902）（**図6-1C2**），Gordon（1904）（**図6-1C3**）の手技もBabinski手技（**図6-1C1**）とともに示す．東大三浦謹之助内科教室の吉村喜作氏は，Chaddockに先んずること5年の1906年に，同じ方法で病的反射を誘発できることを発表している．これは日本人の業績として知っておくべきである．

## 1 Babinski徴候（反射）

### 1. Babinski手技（Babinski JJFF：1857-1932）

　原法では足底を針で突く原図があるが，その手法の詳細はなく，わずか28行の論文として報告されている．初期には針による足底の侵害刺激を報告していたが，後年には本法の手技はBabinskiだけでなく多くの神経学者によって種々検討されてきた．Dohrmannらは，足底の外側を踵から小指にかけ足蹠をこすり，足趾基部を横断迂回して示趾の根元で止める手技を5～6秒かけてゆっくりと持続性にこするのが，強くこするよりも，また直線的にこすりよりも重要であり，最もBabinski徴候陽性率が高くなると報告している（図6-2）．

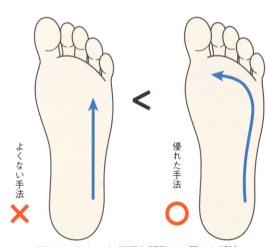

図6-2　Babinski徴候を誘発する優れた手技

### Point　Babinski徴候，陽性率が最も高い手技は？

Dohrmannらは，比較的使われる頻度の高い手技であるBabinski手技とチャドックChaddock，オッペンハイムOppenheim，ゴードンGordonの3変法手技の陽性率を多施設で検討している．その結果，Babinski＞Chaddock＞Oppenheim＞Gordonの順に陽性率が低くなると報告している．

　足底反射が伸展性でも屈曲性でもない症例がときにみられ，英語ではequivocal plantar response（どちらともいえない曖昧な足底反射）と記載されることがある．しかしこれは正常反応の屈曲性ではないという意味であり，通常はBabinski徴候と同意語であると解されている．このような患者では種々の変法，とくに2番目に敏感なChaddock手技を試みることをお勧めする．

　小児神経学では，新生児期には足底反射は伸展性であり，6ヵ月から1歳の間に屈曲性に変わり処女歩行になるとされている．これを示したRaphaelの「小さなマドンナ」やBotticelliの「マドンナと天使たち」の油絵（米国立美術館，Uffizi美術館所蔵）は，我々神経学者の興味の対象となっている（図6-3）．Babinski手技が完全にマスターできれば神経診断学はマスターされたことになる．

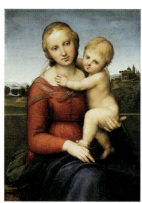 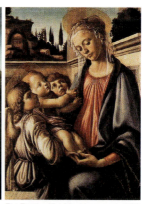

A：Raphael；The Small Cowper Maddona（C1505）　　B：Botticelli；Maddona and child with two angels（C1470）

**図6-3　有名油絵にみられる乳児伸展性足底反射**

## 2. Chaddock手技（Chaddock CG：1861-1936）

　足外踝の下方2cmを，後ろから前へ，針か木製舌圧子を縦割りにした木片の端，もしくはQueen squareハンマーの柄の端でゆっくりとこする（図6-1C4参照）．Babinski手技に次いで陽性率の高い手技である．

## 3. Oppenheim手技（Oppenheim H：1858-1919）

　検者の母指と示指，あるいは母指だけを脛骨前縁に当て，下方に圧を加えてこすり下ろす（図6-1C2参照）．

## 4. Gordon手技（Gordon A：1874-1953）

　患者のふくらはぎを検者の母指と示指で強くつまむ（図6-1C3参照）．

# 2 Marie-Foix屈筋退避反射
## Marie-Foix flexor withdrawal reflex

### A 基礎知識

　Babinski徴候が1896年に発表され，徐々にその有用性が高まるにつれて，よく似た脊髄錐体路障害でみられる下腿屈曲反射の研究論議が盛んとなった．その中で1910～1912年に発表されたのがマリー・フォア（Marie-Foix）屈筋退避反射である．"足趾の強制的屈曲により誘発される下肢退避反射"としてまず発表され，2年後に"その症候学と生理学的意義"について報告されている．脊髄錐体路障害により高度の痙性下肢対麻痺，片麻痺で，下肢が著しい伸展位をとり関節屈曲が困難な患者において，拇趾を除く4足趾を検者が他動的に持続屈曲すると，拇趾と足が背屈して膝，股関節の2関節が屈曲肢位（三重屈曲反応 triple flexion response）をとることを1910年に報告したのである．この下肢屈筋反射は他に"防御反射"，"脊髄自動反射"とか"短縮現象"としても論議されている．これについてはロ

シア人神経学者 von Bechterewが，1906年に4年先んじて報告したとしてそのプライオリティを主張したが，実はさらにそれ以前の1888年に，米国フィラデルフィアのSinklerが足趾反射toe reflexとして報告していたことが判明している．しかし冠名術語としては，Marie-Foix屈筋退避反射がそのまま使われている．

## B 検査法

高度伸展位にある下肢および足趾で，検者が拇趾を除く4足趾を握り強く屈曲させると(図6-4A)，拇趾と足は背屈して膝および股関節がともに屈曲位をとる(図6-4B)．

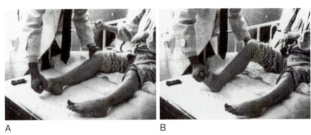

図6-4　Marie-Foix屈筋退避反射の手技

# 3 手掌頤反射 palmomental reflex

## A 基礎知識

手掌母指球を手首から末端に向けて，鍵の先端かハンマーの端でこすると頤筋の収縮がみられることは，1920年にハンガリーのMarinescoとRodoviciが若年ALS患者で初めて報告した．前頭葉解放徴候として臨床的に使われるが，健常人でも出現することも知られており，ヒト原始反射の一つと考えられている．早産児，乳児で極めて高頻度にみられ，1〜2歳では60％程度誘発され，9〜10歳で消失する．繰り返しの検査で誘発され続けるときには病的と考えられる．正常者では反射誘発

域は手掌に限局されるが，前頭葉病変患者ではその反射誘発域がはるかに拡大して，前腕，胸部から腹部，尿道にまで及ぶこともある．

## B 検査法

母指球内側を手首から末梢にむけて，ハンマーの柄の端か鍵の先端でこすり，患者の頤筋の収縮（通常は同側優位）があるかどうか観察する．患者が痛がらないが不快に感じる程度の刺激が適当である．簡単に誘発され，2，3度繰り返しても再現できる場合は陽性と診断でき，前頭葉優位の器質性病変が疑われる．両側で行って誘発に明らかな左右差があっても，病変側の診断にはあまり役立たない．容易にできる簡単な神経検査法ではあるが，あくまで他の検査（把握反射，眉間反射，腱反射など）と組み合わせて診断の助けとしたい．

# 4 眉間反射 glabellar reflex

## A 基礎知識

眉間を指先で軽く叩くと，正常反射として眼輪筋収縮による瞬目がおこるが，この反射を眉間反射という．1896年にOverendがLancet誌にLetter to the Editorとして最初に報告した頭蓋反射で，手掌頤反射と同様に一種の原始反射であるが，一般には数回の反復した指叩きで徐々に瞬目しなくなる．ところが何度繰り返しても反射的に瞬目が継続して観察される徴候は，後にマイアーソン徴候 Myerson signと呼ばれ，前頭葉優位病変やParkinson病患者で高頻度（70～80％）にみられる．米国タフト大学神経学主任教授であったAbraham Myersonにちなんで命名された徴候であるが，彼の本徴候に関する文献はみつかっていない．

## B 検査法

患者の横に立ち，できる限り視覚脅しvisual threatによる瞬

目を避け，頭部の上から1秒に1回の頻度で眉間を軽く叩く．数回の施行で瞬目が止まるか，あるいはそのまま継続して瞬目が続くかをみる．

## 5 把握反射 grasp reflex

### A 基礎知識

　掌中に物や指を置くと手掌で握る反射は原始反射の一つであり，乳児では常に存在するが，成長とともに生後5〜6ヵ月で抑制され，それ以降はみられなくなる．これが前頭葉の病変によって抑制がとれることで解放現象として再び出現するのが，成人でみられる異常な把握反射である．歴史的には，1909年にJanischewskyが最初にヒトの器質的前頭葉病変で把握現象がみられることを，視線の強制固定とともに発表した．その後膨大な研究成果が欧米で報告されている病的反射の一つである．その中で重要な報告は，1948年のDenny-Brownらによるものである．その報告では，手掌把握現象には手掌を手元から末梢遠位に向けて圧迫しながらこする触覚刺激で起こる把握反射 grasp reflex と，圧迫刺激なしで手の部位を問わず，単に軽く触れるか動かす触覚刺激だけで誘発され把握しようとする一連の運動である本能性把握反応 instinctive grasp reaction があるとしている．この前者が把握反射である．この反射は病巣対側にみられることは古くから知られており，彼らは前頭葉内側面の運動前野，特に第6野，第8野と帯状回が責任病巣であるとしている．後者の本能性把握反応は，反射というよりも能動的運動の要素をもっており，劣位右半球病変では29％で同側にみられることが森らにより報告されている．同じく前頭葉症状である手探り反射 groping reflex，磁石反応 magnet reaction や，道具の強迫的使用などの高次運動障害と関連する．足底の中足趾節関節部を末梢側へ向けて刺激すると，足でも把握反射がみられることがあるが，足だけの把握反射陽性はありえず，必ず手掌把握反射がみられるため，診断的情報が増すことはない．

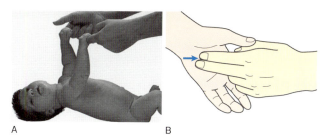

図6-5 把握反射のみかた

## B 検査法

　乳児で生理的にみられる把握反射は，その手掌に検者が指を当てたり母指側から軽く差し込むと思い切り握ってくるもので，両側で行うことで臥位の乳児を引っ張り上げることができる（図6-5A）．乳児以外では通常は把握反射はみられない．しかし，患者に手を握らないように指示した後，手掌の母指球内側を二本の指で手関節から末梢遠位方向に圧をかけながら，示指との間を擦りぬけるようにゆっくりと動かすと，病的な患者では母指，示指を中心に指全体が屈曲して，検者の2指を把握する運動が起こる（図6-5B）．

### 文献

1) Babinski J：Sur le réflexe cutané plantaire dans certaines affections organiques du système nerveux central. Compt Rend Soc de Biol, 48：207-208, 1896.（Babinskiによる原著のコピーはLancet Neurol, 16：180, 2017で見ることができる．）
2) Babinski J：Du phénomène des orteils et de sa valeur sémiologique. Semaine Médicale, 18：321-322, 1898.
3) Babinski J, Froment J：Hystérie-pithiatisme et troubles nerveux d'ordre réflexe en neurologie de guerre. Masson et Cie, 1917.
4) Charpentier A：Un grand médecin. J Babinski（1857-1932）, Broché, 1934.
5) Dohrmann GJ, Nowack WJ：The upgoing great toe. Optimal method of elicitation. Lancet, 1：339-341, 1973.

6) Marie P, Foix C : Sur le retrait réflexe du membre inférieur provoqué par la flexion forcée des orteils. Rev neurol, 20 : 121-123, 1910.

7) Marie P, Foix C : Les réflexes d'automatisme médullaire et le phénomène des raccourcisseurs : leur valeur sémiologique, leur signification physiologique. Rev neurol, 0 : 657-676, 1912.

8) Von Bechterew W : Über eine eigentümliche Reflexerscheinung bei Plantarflekxion des Fusses und der Zehen in Fällen von Affektion des zentralen motorishcen Neurons. Neurol Centralbl, 25 : 290, 1906.

9) Sinkler W : The Toe Reflex. Med News, 53 : 611-612, 1888.

10) Marinesco G, Radovici A : Sur un réflexe cutané nouveau ; réflexe palmo mentonnier. Rev Neurol, 27 : 237-240, 1920.

11) Owen G, Mulley GP : The palmomental reflex : a useful clinical sign?. J Neurol Neurosurg Psychiatry, 73 : 113-115, 2002.

12) Overend W : Preliminary note on a new cranial reflex. Lancet, 1 : 619, 1896.

13) Janischewsky A : Un cas de maladie de parkinson avec syndrome pseudo bulbaire et pseudo-ophthalmoplégique. Quelques considérations sur la pathogenie de cette maladie. Rev neurol, 17 : 831-832, 1909.

14) Seyffarth H, Denny-Brown D : The grasp reflex and the instinctive grasp reaction. Brain, 71 : 109-83, 1948.

15) Rushworth G, Denny-Brown D : The two components of the grasp reflex after ablation of frontal cortex in monkeys. J Neurol Neurosurg Psychiat, 22 : 91-98, 1959.

16) Denny-Brown D : Chap. 2 The Frontal Lobes and Their Functions. Modern Trends in Neurology. A. Feiling, 13-89, Butterworth, 1951.

17) Mori E, Yamadori A : Unilateral hemispheric injury and ipsilateral instinctive grasp reaction. Arch Neurol, 42 : 485-488, 1985.

# 7 感覚系のみかた

## A 基礎知識

我々の五感（視覚，聴覚，味覚，嗅覚，体性感覚）のうち，体性感覚以外は脳神経検査の項で記述しており，ここでは体性感覚を取り扱うことになる．体性感覚は一般に，表在感覚（外受容感覚）と深部感覚に分類される．前者には痛覚，温度覚，触覚があり，この他に2点識別覚，書字識別覚，立体覚もこれに分類する場合もあるが，これらは特別に機能する解剖部位から皮質性感覚と考えることが多い．後者には振動覚と関節位置覚がある．

体性感覚を理解するには，末梢皮膚で刺激を受ける感覚受容体と，脊髄後根から脊髄に入り脳幹を通過して視床を経由し，最終的に皮質感覚野に至る経路を知ることが必要である．種々の感覚が3つのニューロン（後根神経節，後角細胞あるいは後索核，視床VPL・VPM核）を介して大脳皮質感覚中枢で認知されて，初めて知覚となる．

痛覚および温度覚（両者を合わせて温痛覚）は，末梢神経末端の自由終末が受容器として働く．無髄C線維（slow pain 伝導）あるいは菲薄有髄A-δ線維（fast pain 伝導）として後根神経節偽単極神経細胞を通過して後根に入り，脊髄後角内でニューロンを変え前交連を通過して対側脊髄前部白質の外側脊髄視床路に入り，上行して腹側後外側核に入る．刺激を感知したニューロンからの情報は，視床皮質投射路を経由して最終的に皮質感覚野に到達し，どこから来た温痛覚かを識別する（図7-1）．脊髄で最も尾部からの温痛覚は，前交連を通り対側前外側に到達して上行するが，次から次へとより吻側の線維が侵入してくるため，最下位の線維がもっとも外側に位置するようになる．そのため外側脊髄視床路には外から仙髄―腰髄―胸髄―頸髄の層状配列が存在するということも，重要な解剖学的知

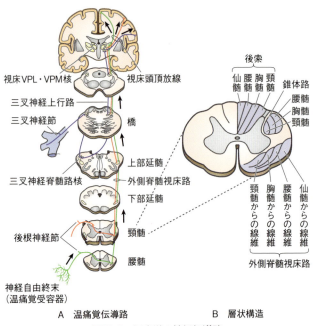

A 温痛覚伝導路　　　B 層状構造

**図7-1　温痛覚の神経伝導路**

識である（図7-1B）．脊髄への外部からの圧迫（髄外腫瘍）では外側の層から順に障害されるが，髄内腫瘍ではレベルによるが内側層から障害されることで，髄内・髄外の脊髄局在診断が可能である．

　触覚は皮膚受容器であるマイスナー（Meissner）小体が主な機能をもち，毛包近くのメルケル（Merkel）盤や圧覚・振動覚をも感受するパチニ（Pacini）小体も一部関与して受容される．有髄線維を通り後根神経節偽単極細胞を経由して後根から脊髄に入り，髄内では二つの経路を通る．一つは，Meissner小体からの触覚が温痛覚と同様に，後角で二次ニューロンとシナプスして脊髄対側腹側脊髄視床路を形成し，視床VPL・VPM核へ上行する経路である．もう一つはPacini小体からの触覚が，すぐに腰髄後索の薄束あるいは頸髄楔状束に入り上行して，下部延髄の薄束核，楔状核へシナプス結合して弓状線維で対側に

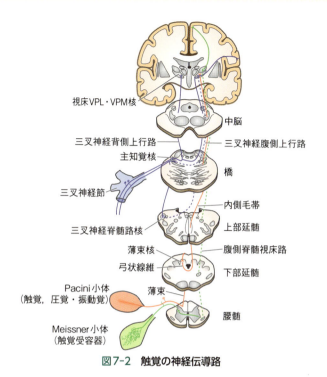

**図7-2 触覚の神経伝導路**

入り，内側毛帯を形成してさらに上行し，視床VPL・VPM核に入る経路である（**図7-2**）．前者は本来の単純な触覚経路で，後者はやや識別性，局在性のある触覚経路と考えられているが，その詳細は不明といえよう．臨床的に重要な情報は，温痛覚が障害されても触覚がのこる病態があることである．脊髄前交連の病変（脊髄空洞症か髄内腫瘍）を類推するのは，これらの伝導路の解剖を理解してはじめて可能となる．

　固有感覚である位置覚・振動覚は，筋紡錘と一部前述のPacini小体がその受容器となり，その太い有髄A-α・β線維を経由して後根神経節を過ぎ，後根神経節を介して後根から脊髄後索の腰髄では薄束，頸髄では楔状束に入り上行する．下部延髄の薄束核，楔状核でシナプス結合して弓状線維を形成し，対側延髄に入ったのちに上行し，視床VPL核でシナプス結合し

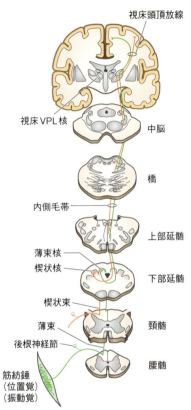

**図7-3 固有感覚の神経伝導路**

て最終的に中枢である大脳皮質頭頂葉感覚野に至る（図7-3）．

　温痛覚，触覚，固有感覚に加えてこれらが混在した感覚は皮質性感覚であり，複合感覚と呼ばれる．第一次感覚野に限局された知覚ではなく，広く頭頂葉連合野を介した複雑な知覚であり，記憶とも関連し極めて識別性がある．2点識別覚，書字識別覚，立体覚，重量認知などがある．

## B 検査法

### 1. 温痛覚試験 pain and temperature test

　感覚検査で重要なことは，検者が病歴から得られた情報を念

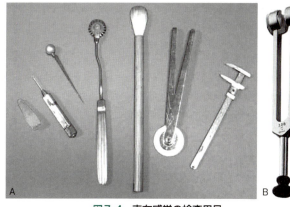

**図7-4　表在感覚の検査用具**

頭に置いて，左右差，脊髄横断レベル，髄節性，末梢神経領域に異常があるかどうかを目的意識をもって検査することである．

温度覚と痛覚は，神経学的に中枢までの伝導系路が同じであることから，温痛覚とまとめて論じられる．検査では通常痛覚を検査して，患者から情報が得られないときにのみ，正確を期すため温度覚を検査する．表在感覚検査の用具を図7-4にあげる．痛覚検査では先をやすりでわずかに鈍にした針（ハットピン，安全ピンなど）を用意する．Wartenbergは均等な痛み刺激を与える必要性からルーレット式知覚計を推奨しているが（**図7-4A左から4番目**），とくに必須の用具ではない．全患者でルーチンとして行う検査としては，両側の顔面，上肢，下肢を針で突き，その侵害刺激が左右のどこで，また左右均等に知覚されるかどうかを調べる．感覚検査はあくまでも病歴に則り，身体半側とか下半身あるいは四肢末端などのシビレ感，感覚低下の訴えに従い，目的を考慮して要領よく行うべきである．患者には長時間の検査は苦痛以外の何物でもないことを知っておくべきであろう．脊髄病変で病変レベル髄節診断を要する場合はより詳細に，Henry Headの業績による上肢，体幹，下肢（**図7-5A〈改変〉，C〈原図〉**），会陰部（図7-5B）の脊髄髄節支配を念頭に置いて検査する．温度覚試験は，試験管か小フラスコに

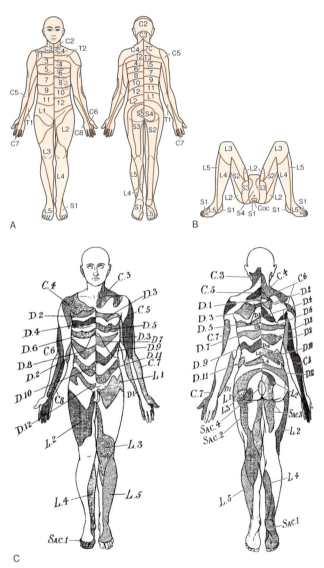

**図7-5 表在感覚の脊髄髄節支配**
(Head H, Campbell AW：The pathology of herpes zoster and its bearing on sensory localisation. Brain 23：323-523, 1900 より)

温水と冷水を試験前に準備して行うのが正式な検査法であるが，実地臨床ではアルミ製の音叉で冷たさを，検者の指や手掌で温かさを検査する．

### Point　脊髄円錐の障害部位による感覚障害の違い

　脊髄円錐のみが障害される場合には，特異な感覚障害を呈す．円錐conusはS3以下の仙髄で副交感神経中枢があり，<u>前角に外肛門括約筋を支配するOnufrowicz核：Group X（通常オヌフ（Onuf）核と短縮して呼ばれる）</u>が唯一の運動機能を示し，この障害では括約筋麻痺による膀胱直腸障害がみられるが，下肢運動麻痺はみられないという特徴がある．感覚障害は臀部，会陰部のS3以下両側対称性のサドル状感覚消失はあるが，下肢のサドル以外の感覚は保たれることで円錐病巣を診断できる．Onuf核の臨床的意義に関しては東大神経内科万年らのいくつかの詳細な報告があり，運動ニューロン疾患であるALS患者で末期まで膀胱直腸障害が保たれるのはこの核が特異的に障害されず温存されるためとされる．一方円錐の上部は円錐上部epiconusと呼ばれ，解剖学的には一般に腰仙髄部L4-S2を指すが，さらにその上部を含むこともある．この部位の障害では，下肢の片側性運動麻痺，腱反射変化，通常低下があり，サドル以外の下肢感覚障害もみられるが，脊髄レベルL3以上障害にならないと交叉性のブラウン セカール（Brown-Séquard）症候群はみられないという特徴がある．さらに脊髄円錐の下部にはL3以下の神経根からなる馬尾 cauda equinaがあり，その中心に終糸filum terminaleがある（図7-6）．馬尾障害の代表的疾患は腰椎椎間板ヘルニアであり，急性の神経根症状（L4，L5，S1）が痛みとともにあるが，その部位により種々の運動，感覚障害がみられる．慢性にみられる本症候群も多く，緩徐進行性の左右差のある筋力低下，萎縮とともに両側あるいは片側の坐骨神経痛，しびれ感および左右差のある他覚的感覚障害がサドル領域中心にみられる．S3以下の根障害では，膀胱直腸障害や性機能障害もみられる．排尿障害としては尿閉のほか排尿開始の障害，尿道感覚低下がみられる．尿閉で始まり，その後，溢流性尿失禁へと推移することが多い．

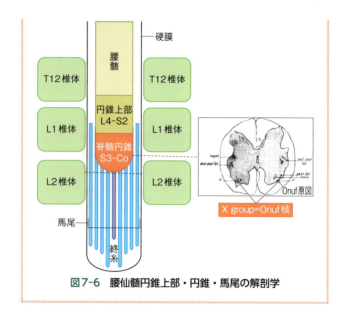

**図7-6** 腰仙髄円錐上部・円錐・馬尾の解剖学

## 2. 触覚試験 tactile test, light touch test

　角膜反射をみる要領で，どこの外来にも置いてあるティッシュペーパーの端をつまんでこよりとして使うか，綿花を小さく束状にして使うのが一般的である．和筆を使用することもできる（図7-4A参照）．実験的研究に使うのでなければ，von Frey's hairなどの太さの異なるフィラメントを特殊用具として用意する必要はない．患者に閉眼してもらい，検者がランダムに顔面・四肢・体幹に触れ，患者に触れられたと感じたかどうか，もし触れられたと感じたらどこにかを答えてもらう単純な検査である．返答の曖昧な患者では，規則的な触覚刺激に不規則性を加え，触れないことも検査に挟むことで客観性が増し，心因性無触覚症の診断にも使える．患者に触ったら「はい」，触らなかったら「いいえ」と返事するように指示して，触らなかった際に「いいえ」が得られれば，患者は触知をしていると判断できる．この検査の頻用は避けるべきである．

### 3. 深部感覚検査；位置覚試験

関節の位置と他動的動きを試験するために，下肢では足趾の上下垂直運動，足関節の上下運動を，また上肢では手指の素早い上下運動を，患者閉眼のもとに検者が他動的に行い，その位置ではなく，動かした方向が上か下かを答えてもらう．検者は動かすときに上下，上下のような規則的な動きは避けてランダムに，例えば上，上，下，上，下，下などの不規則な順番で行うことが重要である．

### 4. 深部感覚検査；振動覚試験

音叉を使い種々の部位の骨上におき，振動を感じるかどうかをみる試験である．

 通常128 Hz $C^0$ 音叉を使うが，256 Hz $C^1$ 音叉も使用可能である（図7-4B参照）．しかし512 Hz $C^2$ ― 1024 Hz $C^3$ 音叉は聴覚用であり使うべきでないので，音叉を区別したい．

まず $C^0$ 音叉を患者の胸骨上に置き，音叉が振動しているときと振動していないときの差を自覚できるかを調べ，患者が理解したことを確認する．その後で，下肢では足趾の背側骨上に，弾いて振動する音叉の基部をあて，振動を感じるかどうかを問い，感じる場合には振動をまったく感じなくなった時点ですぐに知らせるように指示する．末梢部で振動覚がなければ，次に中枢側へ上行して，骨性部位である足背，外踝，向こう脛，さらに上前腸骨稜で検査をする．脊髄病変レベル診断では恥骨，肋骨上で左右を調べることもある．上肢では手指末端の母指末節骨，内果，橈骨および尺骨結節，上腕骨上顆，肘頭，肩峰突起へと上行性に骨性部位を検査可能である．振動のあるなしの応答が曖昧なときには，患者は閉眼の状態で，音叉振動の自然な消退の前に検者が意図的に音叉に触れ振動を停止させて，患者がこれを認知できるかどうかをみることも重要である．振動の持続時間を測る半定量方法は，音叉の振動の強さが一定にコントロールできないことから，左右差をみてもあまり意味がない．

Netskyによれば,位置覚と振動覚は異なる経路を通り脊髄を上行するという(図7-7).

> **ひロメモ** 振動覚と位置覚の解離
>
> 一般に振動覚と位置覚は,ともに後根からすぐに同側後索に入り脊髄内を上行するとされている.しかし,筆者の神経病理学の恩師Martin G. Netsky先生は,脊髄空洞症患者の臨床所見と病理所見から,この両感覚は違う経路を形成していると発表している.振動覚と位置覚の解離は,前者が側索(図7-7C)に入り後者が後索(図7-7B)に入ることで混在しないため,両感覚に解離がみられ振動覚は障害されるが位置覚は保たれる.筆者も多発性硬化症,亜急性脊髄連合変性症,脊髄空洞症でときに振動覚のみの障害を持つ解離例をみたことがあり,この説明により十分理解できることをMartin G. Netsky先生から直接教えられた.
>
>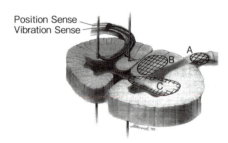
>
> **図7-7 振動覚と位置覚の脊髄経路**
> (Netsky MG:Syringomyelia. AMA Arch Neurol Psychiatry, 70:741-777, 1953より)

## 5. 複合感覚;2点識別覚試験 two point discrimination test

皮膚上の2点を同時に触れたときに2点と認知できるかどうかをみることで,頭頂葉感覚野の機能を診断する検査であり,末梢神経障害,脊髄障害のないことが前提条件である.この検査には用具(2点刺激用コンパス,ノギス;図7-4A右2つ参照)を必要とする.我々の皮膚上の2点識別能は触覚受容器の分布が局所により異なるので,2点識別試験では2点識別閾値

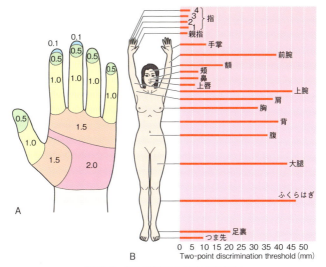

**図7-8　2点識別覚閾値の皮膚分布**
（A：Critchley M：The parietal lobes. Hafner Press. p139, 1953 より）

をあらかじめ知っておく必要がある（図7-8）．もっとも鋭敏な部位は，臨床的には指尖が最も敏感で，中でも第2, 3指乳頭部は1 mm，指先5 mm以内，口唇約6 mm，臍周囲35 mm，背中40 mmであり，ふくらはぎが50 mmで最も鈍感である（図7-8）．

## 6. 複合感覚；皮膚書字覚試験 graphesthesia test

　指先皮膚上に，先の鈍な鉛筆，ボールペンを使い1〜9までの数字を書いてそれを当ててもらう検査法であるが，○，×，△などでも調べられる．鋭い患者はその向きを聞いてくる場合もあるが，字の向きに関しては，数字や○，×，△を使う場合には，手掌あるいは指先に書けば気にすることなく検査できる．当然，数字および○，×，△の形態，意味合いが理解され蓄積された対側頭頂葉の感覚連合野も含めた機能を反映するものである．通常の教育を受けた患者で識別不能なら対側頭頂葉病変を考えるが，その前に末梢性，脊髄性病変がないことが前提条件である．しびれを訴える患者で，上肢末梢部位から中枢

頭頂葉までに器質的重篤病変があるかどうかを簡単に診断できるため，筆者が頻用する検査である．

## 7. 複合感覚；立体認知試験 stereognosis test

日頃よく使って知っている物体，例えば貨幣（5円，10円，100円など）や鍵，消しゴム，クリップなどを，閉眼状態で手に握ってもらい何かを当ててもらう．過去の経験から形態，質感などの頭頂感覚野に記憶蓄積された神経機能をみる検査法である．表在感覚が正常であるにもかかわらず，物体を認知できなければ，対側頭頂葉病変が診断できる．

## 8. 複合感覚；重量認知試験 barognosis test

重量の違いを識別できるかどうかをみる検査で，立体覚と同様に頭頂葉機能をみることができる．ほぼ大きさの似た物体だが，重さの異なるもの，例えば万年筆とボールペン，もしくは鉛筆を手に取ってもらい，どちらか重いかを閉眼状態で当ててもらう．1側ずつの検査も可能であるが，両手に取ってもらい持ち替えたりして重量差を検査することで，両側頭頂葉機能が正常であることを知るのに使うことが多い．

## 9. 複合感覚；両側同時刺激試験
### double simultaneous stimulation test

左右対称的部位の距離の離れた2ヵ所を同時に触覚刺激すると，正常では2ヵ所を正確に認知できる．しかし頭頂葉病変の患者では，両側2ヵ所刺激に対し原則的に病巣対側刺激を無視・消去して，病変側1点刺激のみ認知する．この現象をCritchleyは無視 inattention，Benderは消去 extinction と命名している．触覚刺激だけでなく視覚でも視空間無視が顕著にみられ，聴覚でもみられる現象である．間隔の狭い2点識別能とはまったく異なる徴候であり，両側半球頭頂葉間での相互抑制・変容による知覚抗争の結果とされる．

### 文 献

1) Onuf (Onufrowicz) B : On the arrangement and function of the cell groups in the sacral region of the spinal cord in men. Arch Neurol Psychopathol, 3 : 387-411, 1900.
2) Mannen T, Iwata M, Toyokura Y, et al. : Preservation of a certain motoneurone group of the sacral cord in amyotrophic lateral sclerosis. Its clinical significance. J Neurol Neurosurg Psychiatry, 40 : 464-469, 1977.
3) Netsky MG : Syringomyelia ; a clinicopathologic study. AMA Arch Neurol Psychiatry, 70 : 741-77, 1953.

# 8 協調運動のみかた

## A 基礎知識

　調和のとれた合目的的運動機能を発揮するために，第一次運動野のみならず，高次運動野，感覚野，基底核と小脳が相互に関連しあって，複雑な神経回路を形成し機能していることは，運動系検査の項ですでに述べた．中でも小脳は，基本的には直接協調運動に関与し，複雑な複数肢節からなる我々の運動を合目的的に，正確かつ円滑に行う主要な機能を発揮しているといえる．この障害により随意運動の分解が起こり，協調運動障害が出現することから，小脳機能を特別に検査する必要がある．小脳病変による主な徴候・症状と検査法を**表8-1**にあげる．

### 表8-1　小脳徴候・症状と検査法

| 小脳徴候・症状 | 検査法 |
| --- | --- |
| **肢節運動失調 (limb ataxia)** | |
| 　推尺（測定）異常 (dysmetria) | 鼻指鼻試験，踵膝試験 |
| 　運動（動作）分解 (decomposition) | 鼻指鼻試験，踵膝試験 |
| 　反復拮抗運動不能 (adiadochokinesis) | 手首回内・回外試験 |
| 　協働収縮不能 (asynergy) | 手・足，膝タップ試験，回内・回外試験 |
| 　企図振戦 (intention tremor) | 鼻指鼻試験，踵膝試験 |
| 　頭部振戦 (titubation) | 頭部のイヤイヤ，ハイハイ運動観察 |
| **体幹運動失調 (truncal ataxia)** | |
| 　歩行失調（立位姿勢） | 坐位・立位，継ぎ足歩行，Romberg試験，tandem Romberg試験，福田足踏み試験 |
| 　体幹失調（坐位・立位姿勢） | |
| **筋緊張低下 (hypotonia)** | Holmes-Stewart試験 |
| **言語障害 (speech disturbance)** | 不明瞭 (slurred)，断綴性をみる言語検査 |
| **眼球運動障害** | 眼運動検査，前庭眼反射検査 |

### メモ　小脳における機能局在

小脳にも機能局在があることは古くから知られており、一般に体幹失調は小脳正中構築である虫部、四肢失調は小脳半球かそこへの入力系の病変によるとされている。その後の小脳病態生理研究によれば、脊髄からの入力が主要な小脳前葉（虫部吻側を含む）は脊髄小脳 spinocerebellum と呼ばれ、歩行、姿勢の協調運動を司っている。小脳虫部の底下部に相当する部位は前庭神経核からの入力が主であり、前庭小脳 vestibulocerebellum（片葉、傍片葉、小節）と呼ばれ、平衡機能、注視眼振、眼球運動の正確さと速さを司っている。小脳後葉の小脳半球は発生学的にもっとも新しい新小脳であり、大脳小脳 cerebrocerebellum と呼ばれ、大脳皮質運動野から橋核を経由した入力が主力であり、同側性の熟練を要す巧緻運動の体性機能局在（小人間像 homunculus）が存在している（図8-1）。最近の研究ではさらに、小脳には眼球運動に関しても局在があることもわかってきており、小脳病変局在診断も可能である。片葉・傍片葉病変（図8-1B1）では滑動性追従眼球運動の障害、前庭眼反射の抑制障害、注視眼振・反跳眼振出現、下眼瞼向き眼振などがみられる。虫部小節・虫部垂病変（図8-1B2）では、特徴的な自発眼振（周期性交代性眼振）の出現、前庭眼反射の速度蓄積機構障害、下眼瞼向き眼振がみられる。背側虫部（山腹と虫部葉）および室頂核後部病変（図8-1B3）では衝動性眼球運動の同側性測定過小や測定過大、健側への眼球偏倚、滑動性追従運動の障害に加え、室頂核後部病変では特徴的な眼球粗動や眼球クローヌスがみられる。詳細は文献4を参照されたい。

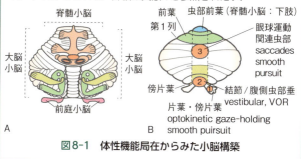

図8-1　体性機能局在からみた小脳構築

## B 小脳協調運動検査法

まず患者の一般の動作,ボタンかけ・はずし,脱着衣の動作,物をつまむ,取り扱う様子を観察し,その動きの正確さ,速さ,強さなどに異常はないかをみる.

### 1. 鼻指鼻試験 nose-finger-nose test

患者に自身の示指で鼻尖に触ったのち,眼前に示された検者の指先に触り,再び患者自身の鼻尖に戻って触る交互動作を繰り返すように指示する.検者は,患者の前で触れられる指を左右,前後に速くあるいは緩徐に動かす.本検査の最も重要な点は,指標となる指を患者の手が最大に伸びる先まで動かすことで,小脳半球外側病変による終末振戦の有無を見届けることができるということである(図8-2).四肢運動失調症の測定異常(過小,過大),運動分解,企図振戦,終末振戦はこれにより診断できる.

### 2. 指鼻試験 finger-nose test

鼻指鼻試験を補う検査法で,鼻指鼻試験の前後に行う.患者の示指を前後ではなく最大限水平外転位に伸ばしてもらい,自身の鼻尖を触る動作を繰り返してもらう.最後に閉眼にて同様の動作を繰り返してもらい動作のスピード,正確さなどをみる.

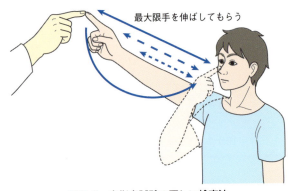

**図8-2 鼻指鼻試験の正しい検査法**

## 3. 手首回内・回外試験 pronation-supination test, 膝叩き試験 knee pat test

患者の上肢を回内・回外して，手掌と手背で交互に自身の膝上大腿部か患者自身の対側手掌を速く交互に叩いてもらう．その動作速度を緩徐から速度を増すように指示して，速さの変化，規則性と正確さをみる．左右差をみることで同側性病巣診断も可能となる．

## 4. 踵膝試験（踵脛試験）

下肢の運動失調症をみる検査法である．背臥位にて一側の踵を他側の膝に正しくあててもらい，これを繰り返した後，膝に当てた踵を向こう脛に沿って正確に足趾まで下降させて，複数回繰り返してもらう．軽症運動失調症では，脛下降中に左右水平方向（脛に垂直方向）に揺れる垂直性振戦 perpendicular tremor が手の企図振戦と同様にみられる．高度下肢運動失調症は，踵が正確には膝に乗らず，不規則な左右の動きの後，脛上の下降も左右に外れ真っ直ぐにはできないことから診断できる．向こう脛上を動かす試験も同時に行うことから，踵脛試験 heel to shin test と呼ばれることが多い．下肢末梢神経障害のある患者では，固有知覚（位置覚）異常から小脳症状と同じ現象が観察されることを念頭に置いて診断すべきである．鑑別のため，膝に踵を触れさせずに約1cm離れた空間に置き，向こう脛に触れずにその上を足首まで動かす検査でほぼ正常なら，末梢神経疾患が類推される．

## 5. 立位・歩行試験（継ぎ足歩行試験，Romberg試験，tandem Romberg試験）

急性小脳症状で立ち上がれない，じっと坐位をとれないことはしばしばみられる症状で，まれには視床病変による視床性失立症 thalamic astasia もある．患者にベッド上で座ってもらった際に，手の支えなしには自力で坐位を保てない場合には，体幹失調が最も考えられる．もちろん，ベッドから降りてもらいベッド脇に立ってもらった際に，手すりかまわりにつかまらな

いと立位が取れない状態は，体幹失調である．軽症の場合には，歩行を命じると左右によろめく酩酊状の千鳥足がみられる．1直線状を踵とつま先を交互につけて歩く継ぎ足歩行試験で，直線状に歩けない場合，他に運動麻痺症状，特に上肢に異常がみられない場合は虫部吻側萎縮が著明なアルコール性小脳萎縮症が考えられる．1直線上に両足踵とつま先をつけて立つtandem Romberg試験（わが国ではMann試験と呼ばれる），両足のつま先を閉じて踵も合わせて立つRomberg試験は，閉眼する前の開眼状態で不可能なら小脳性体幹運動失調が考えられる．

> **ひとロメモ　視床性失立症について**
>
> 視床性失立症は，まれに視床病変（梗塞か腫瘍）でみられる重篤で奇異な症状である．1988年，MasdeuとGorelickが15例の視床病変をもつ患者で，視床上後方外側部が障害されると意識清明，筋力正常でありながら，種々の程度の知覚障害とともに立つこともできない，7例ではベッド上で坐位も保てない症候を報告して，"thalamic astasia"と命名した．その後筆者らも2例の同疾患を経験して，MRIでは腹側外側病変でVim核，Vci核，CM核などの前庭小脳と密接な関係をもついわゆる"vestibular thalamic nuclei"前庭性視床核がおそらく責任病変であることを報告している．

### 6. 手首回内・回外試験

Babinskiが提唱命名した，連続性の反復性随意運動を急速かつ規則的に行うことができない小脳症候である．反復拮抗運動不能adiadochokinesisをみる診察法であるが，協働収縮不能asynergyをもみていることにもなる．普通は，患者に手を前面に挙上して手首を速く回内・回外するように指示して行う．両側で行うことで，病側では回内・回外運動が遅く，不規則となり円滑性が失われることで診断できる．麻痺や筋強剛がある場合でも同様な徴候がみられるが，この場合には反復拮抗運動不能と診断すべきでない．

## 7. Holmes-Stewart試験

　筋緊張低下をみる検査で，まず患者の上肢前腕を肘で屈曲してもらい，拳を胸に向けて思い切り引っ張るように指示する．次いで検者が前腕手首下を握ってお互いに引っ張り合い，急に検者が握り手を離す（図8-3）．健常者では離された手を胸にぶつけることはないが，小脳障害では離された手が胸にあたる．StewartがQueen squareのレジストラ時代に，上司Holmesと40例の小脳腫瘍患者でみられた症候学をまとめた論文において，小脳徴候の一つである筋緊張低下をみる検査として報告したものである．

 臨床の場では，陽性患者で手が胸あるいは顔面を打つことのないように，前もって検者の左手を患者の胸部の前に置くのがよい（図8-3）．

　筋緊張度の検査は触診で筋腹を触ることで，抵抗性のない筋弛緩を感じる．フランス学派のいう被動性passivité亢進がこれに相当する小脳徴候である．André-Thomasによれば，拮抗筋の伸張反射の低下が関与する徴候とされる．一方，関節の受動的伸展度も筋緊張に関連するため，伸展性extensibilitéと呼ばれるが，これは小脳徴候ではなく皮質脊髄路，運動ニューロンなどの運動出力系障害による．筋弾性elasticité低下によ

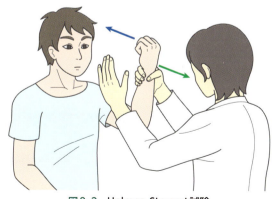

図8-3　Holmes-Stewart試験

るとされる．また，患者の関節の近位部を持ち前後左右に振ると，抵抗性も低下して振れ幅が大きくなる．下肢診察法ではベッドの端に腰かけてもらい，膝以下を前後に振ると同様に抵抗がなく，振れ幅が大きくなりブラブラと揺れるのが観察できる．

### 極意その27　C. Miller Fisherの上肢協調運動の指タップ試験と下肢協調運動の脛タップ試験

　上肢および下肢の麻痺のない状態での協調運動coordinationを検査する方法としてFisherが勧める試験で，筆者が彼から直接教えを受けた検査法である．筆者はしばしば使用しているが，わが国ではあまり知られていないFisherの極意である．

　上肢では，患者に人差し指の先端で母指腹側の指節間関節部をできるだけ速くタップするように指示する（図8-4A）．50歳以下の健常者では1秒間に3〜5回は規則正しくタップできるが，65歳以上だとやや遅くなる．Parkinson病患者の指タップ試験では母指と示指の先端同士のタップである点が異なる．

　下肢では，臥位で一側の踵で他側の膝下約10 cmの脛をできるだけ速くタップするように指示する（図8-4B）．検者がタップする部位に指を当て指示するとよい．通常は1秒間に2〜3回タップできる．Fisherはheel-knee-tibia試験やtoe-finger試験より鋭敏であると推奨している．ただ，軽い錐体路徴候や基底核疾患で筋強剛のある患者でもみられることから，常にそれらの疾患との鑑別を念頭に検査を行ってほしい．

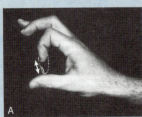 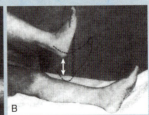

図8-4　C. Miller Fisher推奨の上下肢の協調運動試験

### 文 献

1) Masdeu JC, Gorelick PB : Thalamic astasia : inability to stand after unilateral thalamic lesions. Ann Neurol, 23 : 596-603, 1988.
2) 斉木臣二, 吉岡亮, 山谷洋子, 金本真澄, 廣瀬源二郎:視床梗塞により視床性失立症を呈した2症例. 臨床神経, 40:383-387, 2000.
3) Snider RS, Eldred E : Cerebrocerebellar relationships in the monkey. J Neurophysiol, 15 : 27-40, 1952.
4) 廣瀬源二郎:眼球運動からみた小脳機能. ―小脳病変局在診断の手助けとして― Brain and Nerve, 68 : 271-281, 2016.
5) Stewart TG, Holmes G : Symptomatology of cerebellar tumours ; A study of forty cases. Brain, 27 : 522-549, 1904.
6) Fisher CM : A simple test of coordination in the fingers. Neurology, 10 : 745-746, 1960.
7) Fisher CM : An improved test of motor coordination in the lower limbs. Neurology, 11 : 335-336, 1961.

# 9 姿勢と歩行のみかた

## A 基礎知識

　姿勢と歩行を正しく評価することは，運動系検査の中では不可欠な部分である．ヒトは生後約1年で直立姿勢をとり，2足歩行を生得的に獲得する．歩行の開始・停止および障害物回避は随意運動であるが，歩行時の四肢の動き，姿勢調節，歩行時リズムは自動的運動プログラムによるとされる．この姿勢・歩行制御は種々の神経機構，反射に依存する極めて複雑な神経筋活動であり，4足から2足歩行までの系統発生を含めて，ヒト子宮内胎児期の姿勢から老年期寝たきり状態までの年齢的進化の推移も，脳内病的状態と関連して検討されている（図9-1）．正しい姿勢・歩行を行うには，足底からの自己固有感覚を脊髄およびさらに高位の歩行中枢に伝える末梢神経が，まず正常に機能しなければならない．脊髄と脳幹は意識に上らない歩行の自動的運動パターンとして機能し，逃避・情動行動や防御姿勢では，辺縁系が視床下部を経由して脳幹に働きかける．歩行の開始・停止や周りの障害物の回避などの注意を要する歩行動作は，最高位の大脳皮質が関与する随意的プロセスである．

　歩行に関する機能局在があることは診察に熟練した神経内科医になると，患者が診察室に入り椅子に座るまでの，緊張感の出る前の自然に近い立ち居，姿勢，歩きぶりで，運動失調・歩行異常の脊髄性，小脳性，前庭性，前頭葉性病変局在の診断が可能とされる．

## B 検査法

### 1. 立位・歩行試験 station-gait test

　両足の拇趾と踵の内側をつけて平行にして，正面を向いて立ってもらい（図9-2），両手を水平前方に挙上してもらって，開眼および閉眼での変化を観察する（Romberg試験）．閉眼し

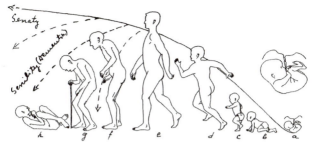

**図9-1　直立姿勢と歩行の年齢別進化**

(Yakovlev PI：Paraplegia in flexion of carebral origin. J Neuropath Exp Neurol 13：267-296, 1954より)

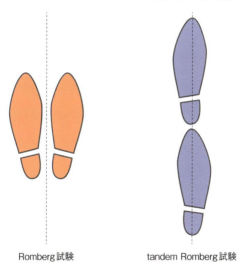

Romberg試験　　　　tandem Romberg試験

**図9-2　Romberg試験の足の位置**

たら患者の頭部を左右にゆっくり動かし前庭機能を排除することで，下肢からの固有感覚の有無だけをみることができる．半定量的に，30秒間閉眼で立位を保てるかどうかで診断する．脊髄性あるいは末梢神経性の固有感覚障害では，既述のRomberg徴候である横揺れで倒れそうになる．また閉眼時に患者を前後，左右に指示なしで突然押してみて，患者の立ち直り反

射をみることも姿勢・歩行検査の補助となる．微妙な脊髄・末梢神経性障害影響排除のために，平らな床の上ではなく，厚いフォームラバー枕の上で立位が保てるかどうかを調べることもできる．やや横揺れが疑わしいときには，さらに鋭敏な試験として継ぎ足Romberg試験（tandem Romberg testもしくはsharpened Romberg test）がある．この試験はわが国では"Mann試験"といつ頃からか呼ばれているが，"Mann試験"は外国では使用されていない冠名術語である．これはまず踵と爪先をくっつけて直線状に立ってもらい（図9-2），次いで開眼，閉眼でその安定した平衡状態をみるもので，通常のRomberg試験より敏感な試験とされる．70歳以下では30秒間は閉眼で安定した立位をとれる．前庭障害や小脳障害はこの立位がとれないことで診断されるが，病変は前庭でも小脳でも起こりうるため特異性は低い．Romberg試験は下肢の深部感覚検査である振動覚，位置覚の検査のない時代に唯一行われた固有感覚検査である．現在ではその意義は，いくつかある固有感覚検査の一つであり，補助的検査といえる．

> **Point　Romberg試験の成り立ち**
>
> Romberg試験で知っておくべき重要なことは，小脳・前庭検査ではなく，あくまでも脊髄後索の固有感覚路の検査として生み出されたことである．

次に自由に歩くように指示して，歩き始めのすくみ足，歩幅の大きさ，足さばき，歩行リズム，腕の振れ，折り返しターンや一方への偏倚・横揺れを観察する．

下肢の脱力が疑われる場合には，つま先立ちおよび踵歩きを指示して腓腹筋および前脛骨筋の筋力低下をみる．小児期の歩行異常が疑われる症例では，片足とびを指示すると軽症の痙性麻痺が顕著になることがある．

## 2. 継ぎ足歩行試験 tandem walk test

さらに詳しい検査として,1直線上につま先を他側の踵につけて交互に継ぎ足で歩いてもらうと,一方向への横揺れ,偏倚の左右差が顕著になり,診断しやすくなる.

> **極意その22** この検査で,Parkinson病とそれ以外のParkinson症候群の鑑別が可能なことがある.
> 初期Parkinson病では本試験が一般にうまくできるのに比し,多系統萎縮症 multiple system atrophy (MSA) や進行性核上麻痺では横揺れして,ほとんど不可能である.また鑑別においては,前者では自転車に乗れるが後者のパーキンソニズムでは不可能なことが多いことに留意する.

## 3. 片足立ち試験 one foot standing test

ふらつきやめまい感を訴える患者や,片麻痺が疑われる症例では,片足立ちを最低5秒間両側で行ってもらい偏倚や不可能の左右差をみる.

これらの検査でその特徴的異常から病変,疾患を診断する.種々の歩行異常は実際にみて覚えるのが最もよい方法であるが,Ropperらのまとめたそれらの特徴を,歩行リズム,歩幅,両踵間隔,合併徴候に分けて**表9-1**にあげる.

### 表9-1 種々の歩行異常の臨床的特徴

| 歩行異常 | 歩行リズム | 歩幅(1歩の間隔) | 踵間隔 | 合併徴候 |
|---|---|---|---|---|
| 小脳性歩行 | 不規則 | やや短い | 広い | 突飛な足の運びと重力移動 |
| 感覚性運動失調 | 正常 | 短い | やや広い | 過度に力の入った足の踏み付けRomberg徴候陽性 |
| 鶏歩 | 正常 | 正常 | 正常 | 過度の足持ち上げとパタパタ歩き |
| 麻痺性歩行 | 緩徐 | 短い | 狭い | 患側脚の擦るような円弧状歩行 |
| ジストニー歩行 | 緩徐 | 正常 | 不規則 | 捻転性アテトーゼ運動が歩行妨害 |
| パーキンソン様歩行 | 前傾まで緩徐 | 短い | 正常 | 加速,前傾姿勢の引きずり歩行,すくみ足もある. |
| 動揺歩行 | 正常 | 正常 | やや広い | 過度の腰持ち上げ |
| ぐらつき歩行 | 倒れるまで緩徐 | 短い | 広げる | 平衡の急激な消失 |
| 正常圧水頭症 | 緩徐 | 短い | やや広い | 体幹運動に多くの問題あり |
| 前頭葉歩行 | 緩徐 | 極めて短い | やや広い | 歩行開始・停止困難;足底が床に張り付く感じ |
| 加齢・小刻み歩行 | 緩徐 | やや短い | やや広げる | 慎重歩行,やや前かがみ |

(Ropper AH, Samuels MA:Adams and Victor's Principles of Neurology, 9th ed, 2009 より)

### Romberg試験についての豆知識

　歩行失調の検査として，下肢固有感覚障害（脊髄性か末梢神経性）をみるRomberg試験は，1853年に発刊された第2版の"Lehrbuch der Nervenkrankheiten des Menschen"に初めて紹介された．当時は神経学的検査法も確立されておらず，腱反射や振動覚・位置覚検査もない時代であり，患者の詳細な病歴聴取と観察がその基になっている．ちなみに，固有感覚を初めて提唱したのは後年の1906年，英国のSheringtonである．原著はすぐにLondonのThe Sydenham SocietyからEH.Sievekingによる英訳本"A Manual of the Nervous Diseases of Man."として発刊され，全世界に広まったという．そのChapter XLIX（396頁）にTabes Dorsalisの項目で記載されている．脊髄癆の患者の記載として"the individual keeps his eyes on his feet to prevent his movements from becoming still more unsteady. If he is ordered to close his eyes while in the erect posture, he at once commence to totter and swing from side to side ; the insecurity of his gait also exhibits itself more in the dark."とあるのが，Romberg試験でありRomberg徴候である．腱反射や振動覚・位置覚検査のない神経学的検査法確立前には極めて有意義であったものの，現在の神経学的検査ではその一部のスクリーニングにはなるが，あくまでも補助的検査であり足趾の位置覚や振動覚検査を補強するものでしかない．これにはさらに逸話があり，Rombergの1853年に先んずること17年の1836年に，Marshall Hall（英国）は"Lectures on the nervous system and its disease"で同様の感覚性失調症の例を次のように紹介している．"He walks safely while his eyes are fixed upon the ground, but stumbled immediately if he attempts to walk in the dark."

　姿勢の安定性をみることが重要な小脳疾患以外の神経疾患として，Parkinson病およびその類縁疾患がある．患者が歩行障害，転倒を訴えて受診するも，小脳性歩行失調はない場合の鑑別にまずあがるのがパーキンソニズムparkinsonismである．そのための不可欠な検査法に，後方突進現象retropulsionをみる後方突進試験がある．Unified Parkinson's Disease Rating Scale（UPDRS）でも詳細な検査法の解説があり，和訳もされている．検査法はまず患者の後ろに立ち，前もって患者に「肩を

後ろに引っ張るから足を後方に出して倒れないようにしてください」と指示する．場所は，患者の後方突進のステップ数をみるため1～2mの後方余裕空間がある場所を選ぶ．最初は患者に教育するため，軽い引き(pull)で後方突進を試す．つぎに患者の肩に後方から検者が手をかけ，患者が後方にステップバックしなければいけない程の強さで速く引く．この時の患者の後方へのステップ数，支えなければ転倒するかどうかをみる(図9-3)．

1～2歩で姿勢が戻せれば正常(UPDRS＝0)，3～5歩後方にステップバックするが助けなしで姿勢が戻せればごく軽度(UPDRS＝1)，5歩を超えれば軽度(UPDRS＝2)，もし検者が支えなかったら転倒するなら中等度(UPDRS＝3)，非常に不安定で肩を軽くひくだけでバランスを崩すようなら重度(UPDRS＝4)と診断する．

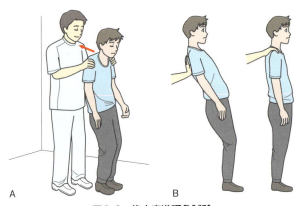

**図9-3　後方突進現象試験**

**文献**

1) Abdo WF, Borm, GF, Munneke M, et al. : Ten steps to identify atypical parkinsonism. J Neurol Neurosurg Psychiatry, 77 : 1367-1369, 2006.
2) Yakovlev PI : Paraplegia in flexion of cerebral origin. J Neuropathol Exp Neurol, 13 : 267-296, 1954.
3) 高草木薫：歩行の神経機構Review. Brain Medical, 19 : 307-315, 2007.
4) Ropper AH, Samuels MA : Chap 7. Disorders of Stance and Gait. Adams and Victor's Principles of Neurology. 9th edition. McGraw-Hill Professional, 2009, p.111-121.
5) Turner MR : Romberg's test no longer stands up. Pract Neurol, 16 : 316, 2016.
6) Mann L : Über die galvanische Vestibularreaktion. Neurol Centralbl, 31 : 1356-1366, 1912.
7) Mann L : Zur Symptomatologie des Kleinhirns(über cerebellare Hemiataxie und ihre Entstehung). Mschr Psychiat Neurol, 15 : 409-419, 1904.
8) Goetz CG, Tilley BC, Shaftman SR, et al. : Movement Disorder Society-Sponsored Revision of the Unified Parkinson's Disease Rating Scale(MDS-UPDRS) : Scale Presentation and Clinical Testing Results. Mov Disord, 23 : 2129-2170, 2008.

# 10 極意：『昏睡患者の神経診察』

 病歴もはっきりせず情報のほとんどない昏睡患者であり，その疾患を診断するとともに，患者がどのレベルで機能しているのかを診断する特殊なアプローチが必要である[1,2]．しばらく患者の一側の動きがあるかどうか，頭位・眼位，呼吸の数，深さ，リズムなどを観察するだけでかなりの情報が得られ，これをマスターすることで救急室での勤務にも自信がもてる．

## 1 昏睡患者への救急対応

 一次的救命処置である，気道確保（Air），人工呼吸（Breathing），循環保持（Circulation）が必要な患者かどうかを鑑別してから，その処置が必要なら早急に実行した後，はじめて神経診察を行う．

### A 局在症状の有無からみた原因疾患の鑑別

 自発的な運動はみられない急性昏睡患者を局在症状の有無から分類し，どのような神経疾患かを考えるために2〜3分視診で四肢・体幹の動きの有無を確かめる．

 あきらかに一側だけに自発的動きがない時は，その腕あるいは足落下試験を行う．完全落下がみられる麻痺を確認すれば局在症状であり，急激発症の神経疾患では脳血管障害がもっとも考えられ，両側性四肢麻痺で運動に左右差がなければびまん性神経疾患である．脳炎あるいは薬物中毒を含む脳症，局在症状がない患者では，さらに髄膜刺激症状である項部硬直の有無を必ずみて，あれば髄膜脳炎かくも膜下出血が疑われる．搬入時に発熱があれば前者，無熱なら後者が診断される．

## B 肢位からみた病巣診断

昏睡患者がどのような肢位をとっているかを観察するだけで病巣の把握が可能である．麻痺の有無は既述の腕・足落下試験で病側半球の診断が可能であるが，病巣レベル診断に迫るには昏睡患者に疼痛刺激を加える必要がある．

横たわる昏睡患者の下肢を伸ばし，上肢は体幹のわきに置いた姿勢で痛み刺激（眼窩上神経，指末端骨膜，胸骨柄など図10-1A）を与えると非麻痺側の痛み排除動作とともに麻痺側の上下肢の異常な動きがみられる．完全麻痺ならまったく動かない皮質脊髄路完全切断病変である（図10-1B左）．運動野を含む半球限局病変では麻痺側上肢は屈曲位をとり，内転するため

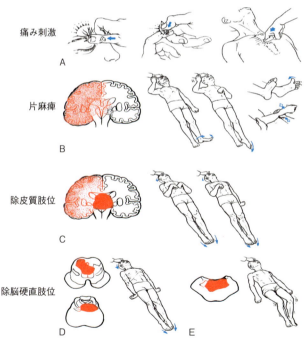

図10-1 肢位変化からみた局在診断

（Plum F, Posner JB：The Diagnosis of Stupor and Coma. 3rd ed. F. A. Davis Company, 1980 より）

胸の上に手は動き下肢は伸展し足底屈の肢位がみられる（**図10-1B右**）．これは**除皮質硬直姿位** decorticate rigidity と呼ばれる．半球病変が尾部に進展し両側錐体路がテント上で障害されると両側性に除皮質硬直姿位をとる（**図10-1C左**）．慢性期にみられる Wernicke-Mann 肢位と同じ病態である．

半球病変が中脳に及ぶか中脳被蓋病変では弓なり半弓姿位 opisthotonus をとり，上肢伸展・内転・過内旋，下肢は伸展，足は足底屈をとる（**図10-1D**）．Sherrington の動物実験で得られた**除脳硬直肢位** decerebrate rigidity である[3)4)]．病変が橋まで進展し三叉神経核レベルまで広範に拡がると上肢は除脳肢位で下肢は弛緩性あるいは屈曲肢位をとることがある（**図10-1E**）．

## C 片麻痺と共同偏視方向の関係からみた病巣診断

片麻痺が診断されたら共同偏視の有無を検査すると病巣診断に役立つ．天幕上病変の大きな病変（内頚・中大脳動脈梗塞か被殻・大葉性出血）では病側前頭眼野（Area8）も障害されるため対側への随意眼球運動ができず健側前頭眼野機能が優位となり麻痺側とは反対方向，"**病側をにらむ共同偏視**"となる（**図10-2A**）．一方病変が脳幹延髄交叉より高位にある天幕下病変では，皮質脊髄路とともに傍正中橋網様体か外転神経核が障害され病変側注視麻痺のため対側の"**麻痺側をにらむ共同偏視**"となる（**図10-2B**）．特殊例として運動野を含む前頭葉てんか

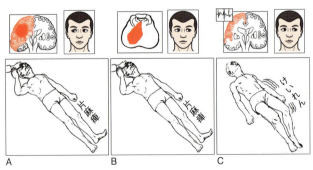

図10-2　片麻痺と共同偏視からみた局在診断

ん発作では対側けいれん発作と同時に前頭眼野も過剰放電するため"けいれん側をにらむ共同偏視"となる（図10-2C）.

## D 呼吸パターンからみた病巣診断

昏睡患者の胸郭運動を観察することで患者の病変がどこにあるかを類推できる.

一番よく知られた異常呼吸パターンは**Cheyne-Stokes呼吸**である. 静かな胸郭の動きが徐々に大きく速くなり, 最大となった時点から胸郭の動きが徐々に小さく遅くなり最終的には無呼吸を呈し反復する周期性呼吸である. これは前頭葉底部の$CO_2$センサーの可逆的障害で呼吸中枢刺激となる$CO_2$量閾値が上がり, 一定量以上に$CO_2$が蓄積されないと呼吸運動が誘発されないためにおこる異常呼吸パターンである. そのスパイログラムパターンがcrescendoからdecrescendoへと移行するためダイアモンド型呼吸とも呼ばれる（図10-3A）. この段階では患者は十分回復可能であり, 治療を諦めずに行うべきである.

間脳に限局していた病変が尾部に進展し中脳・橋上部の脳幹被蓋を障害するとみられるのが規則的だが高頻度・高振幅の深呼吸で**中枢性神経原性過呼吸**と呼ばれる（図10-3B）. 昏睡患

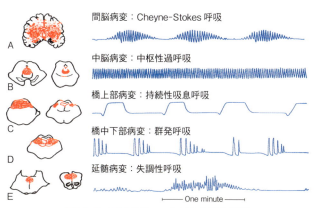

**図10-3 呼吸パターンからみた局在診断**
（Plum F, Posner JB：The Diagnosis of Stupor and Coma. 2nd ed. F. A. Davis Company, 1972 より）

者が頻回の深呼吸を繰り返す呼吸パターンのみから局在診断ができる．

病変がさらに尾部に進展あるいは発症して橋中部を障害すると同部の呼吸調節機構（三叉神経運動核周辺）が損傷され，吸息した時点で呼吸が止まり，遅れてゆっくりと呼気が始まる異常周期性呼吸パターンがみられ，**持続性吸息呼吸** apneustic breathing と呼ばれる（図10-3C）．脳底動脈血栓症などでみられる特徴的呼吸パターンであり重篤な徴候である．

病変が橋下部・延髄に及ぶと呼吸周期が不規則で数回呼気・吸気を短く繰り返して無呼吸を呈す**群発性呼吸** cluster breathing となる（図10-3D）．死線期直前の非可逆性状態である．

最終的には延髄呼吸中枢が障害されまったくリズムのない不規則・不安定な短い呼気・吸気がまれにみられ無呼吸となる**失調型呼吸** ataxic breathing（図10-3E）を呈し，無呼吸が徐々に延長し最終的に呼吸停止となる．

## E 瞳孔変化からみた局在診断

一側瞳孔が5 mmと散大し瞳孔不同がみられれば動眼神経が伸張・圧迫されていることが想定され，半球腫大による鈎ヘルニアか中脳傍正中部病変と診断できる（図10-4 動眼神経鈎ヘルニア）．前者ではしばらくすると散大瞳孔眼は外転位をとる．後者では外眼筋麻痺が同時にみられる．両側中脳病変では瞳孔は両側とも中位からやや散瞳（約4 mm），辺縁不規則，対光反射消失，瞳孔径変動 hippus となる（図10-4 中脳病変）．橋中・下部病変では下降性交感神経路のみが障害され散大不能で健常な動眼神経核の収縮機能が過剰となり1 mm以下の針孔瞳孔 pinpoint pupil となる（図10-4 橋病変）．

代謝性・中毒性脳症では対光反射の残存した縮瞳（1～2 mm）がみられ（図10-4 代謝性疾患），ときに hippus がみられる．

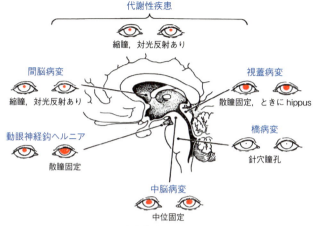

**図10-4 瞳孔変化からみた局在診断**
(Plum F, Posner JB：The Diagnosis of Stupor and Coma. 2nd ed. F. A. Davis Company, 1972より改変)

### 🍀メモ 動眼神経麻痺では瞳孔回避の有無を診る

髄外動眼神経線維では内眼筋（瞳孔）支配線維は最外側周囲を走行するため外からの圧迫病変では通常外眼筋麻痺線維より先に障害され散瞳する．鉤ヘルニアや後大脳・後交通動脈動脈瘤でみられ，糖尿病では神経栄養血管障害で線維内側を走る外眼筋支配線維が障害されるが外側の内眼筋支配線維は保存される（pupil-sparing）[5,6]とされるがこの原則に合わない症例もある[7]．

## F 人形の目試験とカロリック試験からみた局在診断

意識清明な患者では眼運動指示試験により脳幹病変局在診断は可能であるが，昏睡患者は検者の指示に従えないため，眼位変換眼球反射oculocephalic reflexを利用して行うのが人形の目試験（**図10-5ABC上段**）であり，さらに鋭敏な方法がカロリック試験（**図10-5ABC下段**）である．

人形の目試験では，開瞼保持し頭部を素早く左右に回転して回転方向と対側に偏視すれば脳幹機能は正常（**図10-4A**）である．偏視が誘発できなければ脳幹注視中枢（傍正中橋網様体か

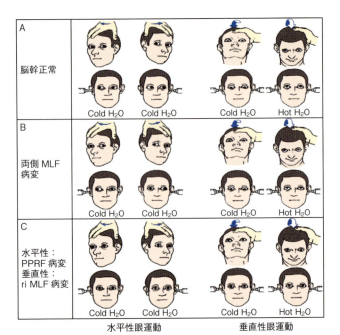

**図10-5 人形の眼手技とカロリック試験からみた局在診断**
(Plum F, Posner JB：The Diagnosis of Stupor and Coma. 3rd ed. F. A. Davis Company, 1980 より)

外転神経核)が病巣と診断できる(図10-5C).垂直性眼運動も頭部を前後に伸展屈曲して眼運動が下転上転するかを確認する(図10-5C).上転下転がみられないときは中脳吻側iMLF,・カハール間質核病変が類推される.

カロリック試験(前庭眼反射vestibulo-ocular reflex)では外側半規管が垂直位となるように頭部を約30°(枕1つ)挙上する.耳鏡で外耳道,鼓膜が正常であることを確認して水道水5 mLを注入すると脳幹機能が正常なら注入側へ両側眼球はゆっくりと偏視し対側への急速水平性眼振がみられ約2分は持続する.注入側でのみ眼球が偏視し,対側眼の内転がなければ脳幹傍正中部の内側縦束病変(図10-5B)が推定される.両側性冷水刺激では健常人では下転,温水(30℃)刺激で上転(図10-5C)がみられるがそこまでは必要ないであろう.

### 文献

1) Plum R, Posner JB : The Diagnosis of Stupor and Coma. 2nd ed. F.A. Davis Company, 1972. **重要参考書**
2) Fisher CM : The neurological examination of the comatose patient. Acta Neurol Scand 45 : 1-56, 1969. **古典的重要論文**
3) Sherrington CS : Cataleptoid reflexes in the monkey. Proc Roy Soc 60 : 411-414, 1897. **古典的重要論文**
4) Sherrington CS : Decerebrate Rigidity, and Reflex Co-ordination of Movements. J Physiol 22 : 319-332, 1898.
5) Dreifuss PM, Hakim S, Adams RD : Diabetic ophthalmoplegia. AMA Arch Neurol Psychiatry 77 : 337-349, 1957. **古典的重要論文**
6) Asbury AK, Aldredge H, Herschberg R, et al. : Oculomotor palsy in diabetes mellitus : a clinicopathological study. Brain 93 : 555-566, 1970.
7) Nadeau SE, Trobe JD : Pupil sparing in Oculomotor palsy : A brief review. Ann Neurol 13 : 143-148, 1983.

# 索　引

INDEX

## 日本語索引

### あ行

赤ガラス試験　46, 47
亜急性硬化性全脳炎　97
アキレス腱反射　106
アステリキシス　96
アスペルギルス　49
アディー症候群→Adie症候群
アテトーシス　98
意識レベル　13
位置覚　123, 130
　──試験　129
意味記憶　18
陰性ミオクローヌス　95, 97
咽頭反射　71
ウィルソン病→Wilson病
ウェゲナー肉芽腫症
　　→Wegener肉芽腫症
ウェーバー試験→Weber試験
ウェルニッケ野→Wernicke野
運動緩慢試験　80
運動系のみかた　75
運動失調　59
運動ニューロン疾患　109
遠隔記憶　19
鉛管様強剛　78
円錐　128
円錐上部　127
嘔吐反射　71
オッペンハイム→Oppenheim
顎反射　53, 102
音叉　58, 129
温痛覚　51, 122
　──試験　124
温度眼振検査法　67

### か行

下位運動ニューロン型顔面麻痺
　56
下位運動ニューロン障害　73
回外筋反射　104
外眼筋運動検査　43
回旋性眼振　66
外転神経　40
海綿静脈洞症候群　49
下オリーブ核肥大病変　96
踵脛試験　137
踵膝試験　137
下眼瞼向き垂直眼振　66
蝸牛神経　57
核間性眼筋麻痺　48
角膜反射　52
下肢筋群　87
下肢筋トーヌス検査法　79
片足立ち試験　145
肩関節　88
滑車神経　40
カハール間質核病変　156
カロリック試験　155
感覚系のみかた　121
感覚障害　127
感覚性脳神経　28
眼窩先端部症候群　49
眼球運動検査　45
眼振検査　61
眼底検査　38, 40
観念運動性失行　25
観念性失行　25
顔面運動検査　55
顔面感覚　52
顔面神経　54
丸薬まるめ振戦　93
記憶　17
利き手　13
機能局在　135
嗅溝髄膜腫　32
嗅神経　30
　──検査　32
急性小脳症状　137
胸鎖乳突筋検査　72
協調運動のみかた　134
強直性瞳孔　42

協働収縮不能　138
共同偏視　152
局在症状　150
虚血性視神経障害　38
挙睾筋反射　110
起立性低血圧　61
筋強剛増強検査法　79
筋強直　77
筋緊張低下　139
筋弛緩　139
近時記憶　19
筋ジストロフィー　109
筋弾性　139
近点視力表　33
筋トーヌス検査　77
筋膨隆現象　76
くも膜下出血　150
くるぶし反射　106
クロイツフェルト・ヤコブ病
　　→Creutzfeldt-Jakob病
群発性呼吸　154
ゲルストマン症候群
　　→Gerstmann症候群
言語障害　19
見当識　17
構音障害　19
口蓋振戦　96
口蓋ミオクローヌス　96
構成失行　25
喉頭検査　71
項部硬直　150
後部毛様体動脈　38
後方突進現象試験　148
ゴードン→Gordon
固有感覚　124
混合性脳神経　28
昏睡　150

## さ行

嗄声　71
サルコイドーシス　50
三叉神経　50
　　──下顎枝　102
3-3-9度方式　14, 15
肢位　151
視覚おどし　117
　　──検査　34
視覚性失認　22
視覚路病変　37

視空間失認　23
視空間無視　132
指屈曲反射　104
時系列順の病歴　5
四肢運動失調症　136
磁石反応　118
視床性失立症　137, 138
視神経　32
ジスキネジア　99
システムレビュー　8
ジストニア　98
姿勢　142
　　──時振戦　93
肢節運動失行　24
シーソー眼振　66
持続性吸息呼吸　154
膝蓋腱反射　105
失行　24
失語症　19
　　──検査　20
　　──診断　22
失書　21
膝叩き試験　137
失調型呼吸　154
失読　21
失認　22
シデナム舞踏病
　　→Sydenham舞踏病
四頭筋反射　105
視野検査　34
斜視　44
視野の表記　38
周期性交代性眼振　66
重量認知試験　132
手関節部　88
手掌頤反射　116
上位運動ニューロン型顔面麻痺
　　56
上眼窩裂症候群　49
上眼瞼向き垂直眼振　66
上肢Barré試験　81
上肢回内落下試験　81, 83
上肢筋群　86
上肢落下試験　81
小脳　135
　　──協調運動検査法　136
　　──徴候　134
　　──半球外側病変　136
　　──病変局在診断　135

上腕三頭筋　102
上腕二頭筋反射　102
触覚　51, 123
　　——試験　128
　　——性失認　24
除脳硬直肢位　152
除皮質硬直姿位　152
視力検査　33
神経積分器　65
振戦　93
身体失認　24
振動覚　123, 130
　　——試験　129
深部感覚検査　129
深部腱反射　101
髄節病変　108
髄内腫瘍　123
水平性振　156
水平性半盲　38
髄膜脳炎　150
脛タップ試験　140
静止時振戦　93
成人型キアリⅠ型奇形　91
精神状態　13
脊髄円錐　127
脊髄下部腰髄病変　108
脊髄空洞症　123
脊髄小脳　135
脊髄髄節支配　126
舌咽神経　69
舌下神経　73
線維束性攣縮　73
前庭眼反射　67, 156
前庭小脳　135
前庭神経　58
前庭性視床核　138
前庭脊髄系検査　60
前庭誘発筋　68
前頭葉性失調症　92
相対的求心性瞳孔障害　41, 42
僧帽筋検査　72
足底反射　111

## た行

ダイアモンド型呼吸　153
大後頭孔症候群　92
第5指徴候　84
対座検査　36
対側頭頂葉病変　132

多発血管炎性肉芽腫症　50
垂れ手　90
垂れ足　90
単眼性複視　44
短期記憶　19
単シナプス性脊髄反射　101
知覚抗争　132
チック　98
遅発性ジスキネジア　99
着衣失行　25
チャドック
　→Chaddock
肘関節部　88
注視眼振　65, 66
中枢型顔面麻痺　56
中枢性眼振　66
中枢性神経原性過呼吸　153
中脳吻側iMLF　156
聴覚検査法　57
聴覚性失認　23
長期記憶　19
陳述記憶　18
継ぎ足歩行試験　137, 145
出来事記憶　18
手首回内・回外試験　137, 138
手首固化試験　78
手探り反射　118
手続き記憶　18
伝導性失語　21
頭位眼振検査法　66
頭位変換眼振　66
　　——検査法　64
動眼神経　40
　　——麻痺　155
瞳孔径変動　154
瞳孔検査　41
瞳孔動揺　43
瞳孔変化　154
橈骨骨膜反射　104
橈骨神経麻痺　90
動作時振戦　93
頭部衝動試験　68
トゥレット症候群
　→Tourette症候群
特殊感覚性脳神経　30
徒手筋力検査　84
凸レンズ　63
トロサ・ハント症候群
　→Tolosa-Hunt症候群

## な行

内耳神経　57
内側縦束　49
　　──症候群　48
　　──病変　156
軟口蓋・咽頭検査　71
2点識別覚試験　130
人形の目試験　155
脳神経分類　30

## は行

把握反射　118
排尿障害　127
パーキンソニズム　147
パーキンソン病→Parkinson病
歯車様強剛　78
パチニ小体→Pacini小体
鼻指鼻試験　136
羽ばたき振戦　94
ババンスキー徴候
　　→Babinski徴候
馬尾　128
バラニー指示試験
　　→Bárány指示試験
バリズム　97
バレー徴候→Barré徴候
反跳眼振　66
ハンチントン舞踏病
　　→Huntington舞踏病
反復拮抗運動不能　138
膝　89
皮質感覚運動野　75
被動性　139
腓腹筋・ヒラメ筋反射　106
皮膚書字覚試験　131
病因を考える病歴　6
表在感覚　125
　　──検査　125
表在反射　108
病的反射　111
表面筋電図　97
病歴　3
　　──聴取　10
複合感覚　130, 131, 132
複視　44
副神経　71
福田足踏み試験　59
腹部皮膚反射　108
腹壁反射　108
不随意運動　92
舞踏運動　97
振子様眼振　62
ブルンス眼振→Bruns眼振
フレンツェル眼鏡→Frenzel眼鏡
ブローカ野→Broca野
プロソディー　20
平衡感覚検査法　58
平衡障害　58
ヘルペス脳炎　32
片側バリズム　98
片麻痺　152
歩行　142
　　──異常　146
　　──試験　137
ホフマン症候群
　　→Hoffmann症候群
ホルネル症候群→Horner症候群
ホルムス振戦→Holmes振戦
ホルムス・スチュアート試験
　　→Holmes Stewart試験
本能性把握反応　118

## ま行

マイアーソン徴候
　　→Myerson sign
マイスネル小体
　　→Meissner小体
マーカス ガン瞳孔
　　→Marcus Gunn瞳孔
末梢型顔面麻痺　56
末梢神経疾患　137
末梢性顔面麻痺　56
マリー・フォア屈筋退避反射
　　→Marie-Foix屈筋退避反射
マン試験→Mann試験
ミオキミア　76
ミオクローヌス　95
味覚検査　56
眉間反射　117
ミンガツィーニ試験
　　→Mingazzini試験
ムコール真菌症　49
無触覚症　128
迷走神経　69, 70
メニエール病　61
めまい　58
問診　3

## や行

薬物誘発性ジスキネジア 99
指タップ試験 80, 140
指鼻試験 136
陽性ミオクローヌス 95
腰仙髄円錐上部 128

## ら行

ランドルト環 33
立位試験 137
立位・歩行試験 142
立体認知試験 132
律動性眼振 62
両眼性複視 44
良性発作性頭位めまい症 61
両側前頭葉障害 53
両側同時刺激試験 132
両側頭頂葉機能 132
両側半球頭頂葉 132
リンネ試験→Rinne試験
ロンベルグ試験
　→Romberg試験

## わ行

腕橈骨筋反射 102

## 外国語索引

### A〜E

action tremor 93
adiadochokinesis 138
Adie症候群 42
Adie瞳孔 42
amyotrophic lateral sclerosis
　→ALS
ALS 109
altitudinal hemianopia 38
ankle jerk 106
apneustic breathing 154
apraxia 24
Argyll-Robertson瞳孔 42
arm drift test 81
asterixis 96, 97
asynergy 138
ataxic breathing 154
athetosis 98

Bárány指示試験 59
Babinski手技 113
Babinski徴候 111, 113
Babinski反射 111, 113
ballism 97
barognosis test 132
Barré試験 83
Barré徴候 81
bradykinesia 80
Broca野 20
Bruns' ataxia 92
Bruns眼振 66
central type facial palsy 56
Chaddock 114
　——手技 115
Cheyne-Stokes呼吸 153
chorea 97
chronological history 5
cluster breathing 154
conduction aphasia 21
constructional apraxia 25
Creutzfeldt-Jakob病 97
Curthoys-Halmagyi試験 67, 68
decerebrate rigidity 152
decorticate rigidity 152
digiti quinti sign 84
Dix-Hallpike試験 64
double simultaneous stimulation
　test 132
dressing apraxia 25
drug-induced dyskinesia 99
dyskinesia 99
dystonia 98
elasticité 139
epiconus 127
etiological history 6

### F〜J

Fallopius 30
false localizing signs 91
finger flexor reflex 104
finger jerk 104
finger-nose test 136
fist-edge-palm試験 25
flapping tremor 94
foot drop 90
Frenzel眼鏡 63
Froment's test 78
Fukuda's stepping test 59

gait 142
GCS 14, 16
Gerstmann症候群 21
glabellar reflex 117
Glasgow Coma Scale→GCS
Goldmann視野計 37
Gordon 114
　——手技 115
graphesthesia test 131
grasp reflex 118
groping reflex 118
Group X 127
head impulse test 67
HEENT 8
hemiballism 98
hippus 43, 154
Hoffmann's sign 104
Hoffmann症候群 76
Holmes振戦 93
Holmes-Stewart試験 139
Horner症候群 42
Huntington舞踏病 97
Ia抑制機序 102
ideational apraxia 25
ideomotor apraxia 25
instinctive grasp reaction 118
internuclear ophthalmoplegia 48
ischemic optic neuropathies 38
Japan Coma Scale→JCS
jaw jerk 102
JCS 14, 15
jerky nystagmus 62

## K〜O

Kernohan notch phenomenon 91
knee jerk 105
knee pat test 137
Landolt視力表 33
light touch test 128
limb kinetic apraxia 24
magnet reaction 118
Mann試験 60, 138, 144
manual muscle test→MMT
Marcus Gunn瞳孔 41
Marie-Foix屈筋退避反射 115
Mayo Clinic方式 15
medial longitudinal fasciculus
　→MLF

medical research council scale
　→MRC scale
Meissner小体 122
mental status 13
Mingazzini下肢試験 82
Mingazzini試験 81, 83
MLF 49
MMT 84
mounding phenomenon 76
Movement Disorder Society 93
MRC scale 84
Myerson sign 117
myoclonus 95
myokymia 76
myotonia 77
neural integrator 65
nose-finger-nose test 136
ocular VEMP 69
one foot standing test 145
Onufrowicz核 127
Oppenheim 114
　——手技 115

## P〜T

Pacini小体 122
pain and temperature test 124
palatal myoclonus 96
palatal tremor 96
palmomental reflex 116
PanOptic™ 38
Parkinson症候群 145
Parkinson病 117, 140, 145
passivité 139
pendular nystagmus 62
peripheral type facial palsy 56
pill-rolling tremor 93
posterior ciliary artery 38
postural tremor 93
pronation-supination test 137
pronator drift test 81
prosody 20
pupil-sparing 155
radial periosteal reflex 104
RAPD 41
recent memory 19
relative afferent pupillary defect
　→RAPD
remote memory 19
resting tremor 93

Rinne試験　57
Romberg試験　59, 137, 147
Romberg徴候　147
Rosenbaum JG　34
saccadic intrusion　62
Saturday night palsy　90
sensorimotor area　75
sharpened Romberg test　144
Snellen Chart　35
SOAP　5
spinocerebellum　135
SSPE　97
stance　142
station-gait test　142
stereognosis test　132
strabismus　44
subacute sclerosing panencephalitis→SSPE
Subjective, Objective, Assessment, Plan→SOAP
supinator reflex　104
swinging-flashlight test　41
Sydenham舞踏病　97
tactile test　128
tandem Romberg試験　59, 137, 138
tandem walk test　145
tardive dyskinesia　99
thalamic astasia　137

tic　98
Tolosa-Hunt症候群　50
Tourette症候群　99
tremor　93
two point discrimination test　130

## U〜W

Unified Parkinson's Disease Rating Scale→UPDRS
Unterberger's test　59
UPDRS　80, 147
Vesalius　30
vestibular evoked myogenic potential　68
vestibulo-ocular reflex→VOR
vestibulocerebellum　135
visual threat　117
visual threat test　34
VOR　67, 156
Weber試験　57
Wegener肉芽腫症　50
Wernicke失語　21
Wernicke野　20
Willis　30
Wilson病　94
wingbeating tremor　94
wrist drop　90

### 神経診察の極意

| | |
|---|---|
| 2018 年 4 月 1 日　1 版 1 刷 | ⓒ 2018 |
| 2019 年 6 月 20 日　　　3 刷 | |

著　者
ひろ せ げん じ ろう
廣瀨源二郎

発行者
株式会社　南山堂　代表者　鈴木幹太
〒113-0034　東京都文京区湯島 4-1-11
TEL　代表　03-5689-7850　　www.nanzando.com

ISBN 978-4-525-21231-5　　　定価（本体 2,700 円＋税）

JCOPY　〈出版者著作権管理機構　委託出版物〉
複製を行う場合はそのつど事前に（一社）出版者著作権管理機構（電話03-5244-5088, FAX 03-5244-5089, e-mail: info@jcopy.or.jp）の許諾を得るようお願いいたします.

本書の内容を無断で複製することは，著作権法上での例外を除き禁じられています．また，代行業者等の第三者に依頼してスキャニング，デジタルデータ化を行うことは認められておりません．

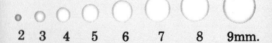

Snellen Chart (旧版)
(現物と同大なのでコピーして使えます)